LES PERVERSIONS SEXUELLES

PHYSIOLOGIE — PATHOLOGIE — THÉRAPEUTIQUE

X

Dr Émile LAURENT et Paul NAGOUR

L'OCCULTISME
ET L'AMOUR

PARIS (VIe)
VIGOT FRÈRES, ÉDITEURS
23, PLACE DE L'ÉCOLE-DE-MÉDECINE, 23

1902

L'OCCULTISME ET L'AMOUR

Dr Émile LAURENT et Paul NAGOUR

L'OCCULTISME

ET L'AMOUR

2/1902

PARIS (VIe)
VIGOT FRÈRES, ÉDITEURS
23, PLACE DE L'ÉCOLE-DE-MÉDECINE, 23

1902

CHAPITRE PREMIER

UN MOT SUR L'OCCULTISME

I. Définition de l'occultisme. La magie blanche. — II. La théurgie. — III. La goétie. — IV. La divination et la science des présages. — V. La Kabbale. — VI. La science hermétique et l'alchimie. — VII. L'astrologie. — VIII. Les doctrines spirites.

D'après l'*Occult Magazine*, l'occultisme est « la connaissance des principes et des moyens par lesquels l'Omniscience et l'Omnipotence de l'Esprit, avec sa puissance sur la matière, peuvent être acquises par l'individu encore vivant sur la terre ».

Pour obtenir cette Omniscience et cette Omnipotence, les adeptes ont cultivé, suivant les époques et les lieux, les diverses branches de cette science sacrée et mystérieuse, branches que nous allons passer rapidement en revue.

I

La magie blanche est celle dont les moyens et le but, absolument inoffensifs, ne tendent qu'à provoquer des illusions et des prestiges agréables à ceux qui sont témoins des phénomènes que sa pratique comporte.

Elle comprend l'illusionnisme, la prestidigitation, la lecture des pensées, les écritures secrètes, les langages symboliques attribués aux fleurs, aux métaux, aux couleurs, etc., certaines combinaisons mathématiques, entre autres le calcul des probabilités, la science des fards et des parfums, etc.

Si incomplète que soit cette énumération, elle surprendra bien des personnes qui ne se doutaient guère de leurs talents magiques et qui faisaient de la magie blanche sans le savoir, absolument comme ce bon M. Jourdain faisait de la prose.

La magie blanche ne consiste guère qu'en trucs enfantins, en combinaisons puériles.

Mais, c'est précisément cette extrême simplicité des moyens de la magie blanche qui en fait le charme pour les initiés. Du reste, cette même simplicité, si dédaignée lorsque le petit mystère est dévoilé, cette enfantine combinaison, cette ridicule énigme résisterait des années et des années à vos savants efforts. Il en est d'elle comme du mot des serrures à secret qui donnent cinquante à soixante mille arrangements divers défiant la perspicacité des plus intelligents malfaiteurs.

Une personne non initiée n'arrivera jamais à découvrir la clef du fameux tour de cartes consistant à reconnaître celles que vous avez pensées, clef qui n'est autre que le rapport existant entre les lettres des quatre mots bien connus : *Mutus dedit nomen cocis.*

Elle ne pourra non plus savoir qu'un rival heureux a donné un rendez-vous pour le lendemain après midi, à cinq heures, telle rue, tel numéro, tel étage, à la jolie personne qu'elle n'a pas quittée d'un instant, si elle ignore la signification du bouquet négligemment laissé sur la table ou de tel arrangement dans le vêtement, la coiffure, le port des gants, de la canne, du chapeau, etc.

De même, elle pourra lire une lettre de quatre pages sans y trouver le moindre sens que celui des phrases qu'elle vient de parcourir, alors que l'initié y verra précisément tout le contraire et cela sans le moindre effort.

D'ailleurs, il suffit de relire les auteurs grecs et latins pour se rendre compte de l'importance que cette branche de la magie blanche occupait dans les stratagèmes d'amour, et se bien persuader de son indéniable puissance.

Les amoureux de tous les temps, de tous les pays, ont eu recours d'instinct à ces moyens, disons nettement à ces charmes, pour augmenter leur pouvoir et contrebalancer les influences contraires à leurs plus chers désirs.

II

Les théurges, notamment Plotin, Porphyre, Jamblique, Julien l'Apostat définissaient la magie l'invocation des démons bienfaisants pour procurer du bien aux hommes par opposition à la goétie où l'invocation des démons malfaisants avait pour but de nuire aux mêmes hommes. De là le nom de cette seconde branche de la magie : théurgie ou magie bienfaisante. A la théurgie se rattachent la fabrication des amulettes, talismans, les cures merveilleuses dues à l'intervention des puissances célestes. De l'antiquité païenne, elle a passé dans les religions nouvelles, et aux divinités bienfaisantes des anciens ont succédé les anges, les saints, les esprits supérieurs et inférieurs, les sylphes, les fées, etc. Elle met en pratique les mystérieux symboles de la kabbale.

« Les théurges, dit M. Bonnamy, attribuaient à leurs symboles et à leurs cérémonies la puissance divine dont ils se croyaient revêtus et les anciens héros, Jason, Castor, Pollux, Hercule, n'avaient réussi que parce qu'ils avaient été initiés. »

III

La goétie est l'ensemble de la plupart des opérations de la magie noire.

Après l'inoffensif, le nuisible. Après le sourire des roses et le muet langage des marguerites, voici le sinistre rictus des belladones et des jusquiames; après la tiédeur parfumée des boudoirs, où la belle se pare pour la conquête de l'amant, voici la lune blafarde et le ciel blême des nuits de sabbat, où le hululement de l'orfraie remplace le chant de l'alouette.

Marquardt[1] expose, dans son livre sur la religion romaine, les principaux buts de la magie noire : causer des dommages aux biens ; nuire aux personnes, en provoquant les maladies, la démence ou la mort ; séduire par des philtres amoureux ; deviner l'avenir en évoquant les morts et en conjurant les esprits ; évoquer les esprits vengeurs, faire de l or.

Tout ce que les superstitions réunies, superposées, multipliées pendant des siècles d'ignorance, ont pu créer de monstrueux, se trouve compris sous le vocable de magie noire ou goétie.

A côté des actes et des formules que révèlent certains grimoires, les inventions les plus effroyables des maîtres du fantastique en littérature et en art sont de pauvres et naïves berquinades. Il y a dans le lugubre défilé de ces insanités une épouvantable révélation. Dès les premières lectures, le malaise et la nausée vous saisissent. L'impression que l'on éprouve a quelque analogie avec celle que ressentirait un homme délicat se trouvant à déjeuner dans un amphithéâtre de dissection. Le relent d'une inqualifiable cuisine se mêle aux âcres senteurs des pharmacopées immondes, à la puanteur des sépultures violées.

En somme, la goétie est, — ou plutôt a la prétention d'être, — la science du mal.

C'est elle qui guide le sorcier dans ses opérations

1. *Le culte chez les Romains*, traduction Brissaut, t. Ier, p. 134.

criminelles; elle régit les assemblées du sabbat; elle préside aux envoûtements, aux crimes occultes. Son codex est effroyable, son arsenal est ignoble. Ce ne sont qu'herbes empoisonnées, fleurs empoisonneuses, animaux immondes, os de morts, graisses de cadavres, dépouilles de suppliciés. Tout s'y passe, la nuit, aux heures fantômatiques, de préférence par des temps affreux, alors que la pluie et le vent font rage.

Ses sectateurs aiment à opérer dans les cavernes, les antres, les grottes, les souterrains, les cimetières, les charniers, les ruines des anciens châteaux ou des anciens cloîtres, les places sinistres où s'élèvent les gibets et les échafauds. Ils se cachent quelquefois à l'ombre des forêts et tiennent leurs assemblées à quelque carrefour tristement célèbre dans les fastes de l'assassinat. Les landes désertes, les plaines désolées où s'alignent les pierres druidiques leur conviennent aussi. De là, sans doute, ces légendes de la Bretagne et du Berry, qui racontent les processions de spectres et les congrès de fantômes entrevus dans ces paysages fantastiques.

Les auxiliaires de la goétie ne sont guère plus recommandables. Ce sont les démons, les diables, les fantômes, les larves, les spectres, les vampires, les goules, les stryges, les incubes, les succubes, toutes les chimères enfantées par la superstition et l'ignorance.

« Les magiciens goétiques, dit M. Bonnamy, ne s'adressaient aux divinités malfaisantes et vicieuses que pour nuire et pour exciter des passions déréglées. Dans la théologie païenne comme dans la magie, on reconnaissait des divinités qui non seulement autorisaient des passions, mais qu'on n'honorait même que par des actions qui étaient l'effet de ces mêmes passions. Les prostitutions régnaient dans le paganisme comme un acte de religion agréable à certaines divinités. Les prières faites à Vénus et à Cupidon, pour allumer le feu d'un amour impudique, écoutées favorablement, font voir la conformité du système de la religion avec celui des magiciens persuadés qu'il y avait des divinités auxquelles on ne plaisait que par des crimes. »

Les adeptes de la goétie sont encore nombreux. Nos campagnes en sont pleines et on signale parfois des faibles d'esprit que ces pratiques ont poussé au crime. Il y a en elles un charme malsain qui attire facilement les mystiques et les débiles, et c'est quelquefois la cause accidentelle qui les fait verser définitivement dans la folie.

Aussi, les maitres occultistes recommandent à leurs prosélytes l'oubli de tout sentiment personnel, la sobriété, la chasteté, l'amour du prochain. Les voiles qu'il ne faut pas chercher à soulever, les limites qu'il ne faut pas franchir sont ce qui sépare la science vraie de ces immondes expériences. S'engager dans cette voie, c'est prendre le chemin de la folie ou de la mort. Il est, en effet, chez certains individus des états d'âme où les formules et les rites de la magie noire peuvent devenir dangereux. Science du mal et de la haine, elle déchaîne les mauvais instincts, soulève la tempête des passions. Il n'est pas rare alors que la conscience sombre et que l'intelligence se trouble.

Ajoutons encore que, la plupart du temps, la pratique de la goétie n'allait pas sans une connaissance approfondie de la toxicologie. C'est en faisant appel à cette science criminelle, que les sorciers d'autrefois se rendaient si redoutables, semant autour d'eux et la terreur et la mort.

Les gants empoisonnés, les lampes aux flammes meurtrières, les livres aux feuillets contaminés par les substances les plus dangereuses, les sachets mortels, les bagues traîtresses, les pommades et les fards mêlés de sucs vénéneux augmentaient à propos l'efficacité de leurs incantations lorsqu'il s'agissait de se défaire d'un ennemi, d'un rival, d'un témoin dangereux... ou simplement d'entrer en possession d'un héritage trop lent à venir.

IV

La divination est la science des présages. Son origine se perd dans la nuit des temps. Elle est de la plus haute antiquité. Elle s'appliquait à tous les intérêts humains, depuis le sort des empires jusqu'aux infimes amours des esclaves, depuis les oracles des Pythies, inspirées par Apollon lui-même, jusqu'aux balivernes du devin ambulant, exerçant son art grossier pour quelques gousses d'ail ou quelques poignées de riz.

Le domaine de la divination est immense. Tout, en effet, peut être interprété comme présage : le vol et le chant des oiseaux, la situation et la nature des animaux rencontrés sur la route, les vêtements des personnes que l'on croise, les paroles insignifiantes et sans suite qui vous frappent quelquefois, les pressentiments qui vous agitent, la forme des nuages, le paragraphe d'un livre lu par hasard, et surtout les rêves.

Les augures romains observaient le chant des oiseaux et les aruspices consultaient leur vol. Au Capitole on consultait les oies sacrées et des poulets sacrés suivaient les armées pour qu'on pût chaque jour en tirer des auspices et des présages. Les aruspices cherchaient aussi la révélation de l'avenir dans les entrailles des victimes, hosties animales offertes aux dieux. Les aruspices fulgurateurs tiraient des présages de la foudre lancée par Jupiter.

Quand la patrie était en danger, les pontifes, le front ceint des verveines sacrées, après avoir invoqué les dieux, ouvraient les livres sibyllins et ils trouvaient toujours dans ces poésies obscures et ambiguës une réponse appropriée aux circonstances et aux événements.

On pourrait faire rentrer dans cet art de la divination la graphologie (étude divinatoire des caractères graphiques), la chiromancie (divination d'après les lignes de la main), la phrénologie (d'après les formes et saillies du crâne), la chirognomonie (étude des traits du visage), la cryptographie ou science des écritures secrètes.

Les consultations au moyen du marc de café, des œufs, de la cire et du plomb fondus, rentrent également dans le domaine de la divination. On y voit figurer aussi les opérations des chercheurs d'eaux et de trésors, avec leur légendaire baguette de coudrier.

Cette branche des sciences occultes est celle qui a suscité le plus de charlatans et d'exploiteurs. Rien n'est plus facile, en effet, avec un peu d'aplomb, que d'en imposer aux naïfs en leur donnant une explication quelconque d'un songe qui les préoccupe ou d'une rencontre qu'ils pressentent désagréable.

Ibn-Khaldoun[1], au contraire, voit dans la divination uniquement « une opération de l'âme qui, par suite d'une disposition innée, se dépouille de la nature humaine pour se revêtir de celle des anges, et cela pendant un instant plus court qu'un clin d'œil. »

V

La Kabbale (ce mot signifie littéralement tradition) comprend l'ensemble de la doctrine ésotérique. C'est, pour ainsi dire, le formulaire de l'occultisme. Chaque mot, chaque phrase de ce livre mystérieux ne comporte pas moins de trois sens différents : le sens littéral, le sens figuré, le sens ésotérique.

1. *Prolégomènes*, 18, I.

Comme on le voit, il n'est pas donné à tout le monde de lire la Kabbale ; si nous ajoutons qu'elle est écrite en hébreu et qu'un hébraïsant distingué peut seul en tirer parti, on comprendra qu'il y a bien peu d'occultistes qui soient à même de posséder à fond cette tradition.

S'il faut en croire les rabbins, la Kabbale aurait été transmise de main en main d'Adam à Moïse, et c'est à l'aide de ses formules que le grand thaumaturge aurait accompli les prodiges qu'on lui attribue. En effet, si l'on se reporte à l'énumération de ces prodiges, on voit qu'ils sont à peu près de même nature que ceux que les fakirs et les brahmanes accompliraient : lévitation des corps, matérialisation des esprits, végétation inexpliquée et immédiate de certaines fleurs et de certaines plantes, phénomènes météorologiques, etc.

Les rabbins et les occultistes hindous possèdent la clef de la Kabbale. Mais les premiers n'ont que la connaissance des formules, tandis que les seconds en posséderaient le sens ésotérique. Au point de vue de l'ingéniosité, certaines de ces formules sont au moins curieuses.

Ainsi, la même donnée ésotérique contient ; 1° un assemblage de lettres absolument insignifiant pour le profane ; 2° l'énoncé d'un fait historique, présenté sous forme de rébus ; 3° une formule alchimique ; 4° une idée philosophique.

M. de la Mauze[1] explique qu'il y a en Kabbale

1. *Remarques sur l'antiquité et l'origine de la Kabbale.*

trois combinaisons de lettres. « La première, dit-il, est la transposition des lettres d'un mot pour y trouver un autre mot composé des mêmes lettres, ce que nous appelons anagramme. La seconde est de prendre les lettres d'un mot pour faire les lettres initiales d'autant de mots différents, ce qui revient à nos acrostiches. La troisième est le changement de lettres prises les unes pour les autres, suivant différentes manières d'en faire la substitution, ce qui sera quand on le voudra une manière de chiffre ou d'écriture cachée. »

Ainsi, d'après M. Stanislas de Guaita, la clef qui ouvre le tombeau d'Hiram, symbole de la science synthétique des anciens, se trouve résumée dans la formule hiéroglyphique du divin tétragramme : Jod-Hévé ou Jehovah, que les kabbalistes épellent lettre par lettre : iod, hé, vau, hé.

Iod, c'est l'esprit mâle, le principe créateur actif, Dieu en soi, le Bien. Il correspond au signe du phallus, au sceptre du Tarot et à la colonne Iakin du temple de Salomon. En alchimie, c'est le soufre.

Hé, c'est la substance passive, le principe producteur féminin, l'âme universelle plastique, la potentialité du mal, figurés par le Ctéis, la coupe des libations du Tarot et la colonne Boaz. En alchimie, c'est le mercure.

Vaf ou vau, c'est l'union féconde des deux principes, la copulation divine, l'éternel devenir, figurés par le lingham, le caducée et l'épée du Tarot. En alchimie, c'est l'Azoth des sages.

Hé, c'est la fécondité de la nature dans le monde

sensible, réalisations ultimes de la pensée incarnée dans les formes, le sicle du Tarot.

Le rhapsode Orphée, initié parti des sanctuaires de Thèbes, prêtre-oracle du grand Zeus, qui, en modulant son âme sonore sur le luth à sept cordes, faisait se mouvoir les pierres, animées par le magnétisme de sa voix, pleurer les bêtes fauves et frémir d'amour les chênes penchés pour l'entendre :

Mulcentem tigres et agentem carmine quercus;

Jésus de Nazareth, Apollonius de Tyane qui semait les prodiges sur ses pas, connaissaient la doctrine ésotérique, transmise de génération en génération depuis Moïse, et reproduite en symboles dans les deux livres fondamentaux de la Kabbale : le Sepher-Jesirah et le Zohar.

En somme, les opérations de cette science, comme le dit M. de la Mauze, roulent essentiellement sur un arrangement fixe et sur une figure déterminée des lettres hébraïques, sur la variété des traits droits ou courbes, horizontaux ou perpendiculaires, sur les couronnes et sur les points dont les lettres sont accompagnées. « Cette forme de caractères, dit-il, règle l'explication des noms de Dieu et des anges, celle des trente-deux voies de la Sagesse et des cinquante portes de la Justice qui sont les fondements invariables de la Kabbale. Il est pourtant certain que ces caractères ont été dérangés, qu'ils ont même totalement changé avec le temps. »

Cette dernière remarque dont l'importance ne saurait échapper est corroborée par plusieurs auteurs et expliquerait dans une large mesure les difficultés insurmontables auxquelles se heurtent les plus habiles initiés dont les découvertes n'ont qu'un champ excessivement restreint, alors que la découverte de Champollion donnant la clef des hiéroglyphes permet la lecture des plus mystérieux papyrus et des inscriptions les plus vagues.

C'est aux Sarrazins que M. de la Mauze attribue ce bouleversement. Les faits semblent lui donner raison.

« Au point de vue dogmatique, dit M. Prost[1], la Kabbale possède un ensemble de doctrines mal digérées, dominées par le principe essentiel de l'émanation, amas de notions assez confuses sur les esprits et leur hiérarchie, les âmes, les génies, les anges et les démons distribués dans le cadre d'une mythologie tout imprégnée de goût oriental, telle que l'a également accueillie le mysticisme alexandrin et impliquant l'idée d'un monde supérieur intellectuel et d'un monde inférieur purement matériel. »

En somme, c'est une classification nouvelle apportée à la combinaison des différentes mythologies, un mélange des mille et une créations d'êtres surnaturels empruntées aux croyances superstitieuses de tous les pays, ayant pour base, dit fort bien l'auteur auquel nous avons emprunté les lignes ci-dessus,

1. *Les arts et les sciences occultes au XVIe siècle*. Introduction, p. XXII.

On pourra consulter sur la Kabbale : Raymond Lulle, *De auditu kabbalistico sive ad omnes sciencias introductionum;* Reuchlin, *De arte kabbalistica* et *De verbo mirifico;* Cornelius Agrippa, *Philosophie occulte;* P. Kircher, *Œuvres*.

« une foi absolue dans la vieille mythologie orientale des esprits et des génies, des anges et des démons et l'action toute-puissante de l'esprit sur la matière, du céleste sur le terrestre ».

L'origine orientale, l'origine juive de la Kabbale est hors de doute. Son nom même est hébreu, et signifie tradition dans cet idiome.

Au moyen âge, elle subit diverses modifications, se divise en plusieurs branches, Kabbale chrétienne Kabbale magique, Kabbale théorique (*iyyounith*), Kabbale pratique (*maasith*), etc.

VI

Pour les uns, la science hermétique nous vient d'Egypte et aurait été inventée par Hermès Trismégiste ou dieu Thoth qui aurait transmis les secrets de l'alchimie à la caste sacerdotale, aux prêtres de Thèbes et de Memphis ; pour d'autres, l'alchimie aurait été cultivée dans les collèges des mages de Babylone ; pour d'autres enfin, son origine se perd dans la nuit des temps et elle aurait été connue des Chinois, au moins deux mille cinq cents ans avant Jésus-Christ.

Les alchimistes recherchent la pierre philosophale, une poudre qui transformerait en or le mercure et le plomb en fusion. Cette poudre serait en même temps une sorte d'élixir de longue vie, car elle constituerait un dépuratif énergique pour le sang ; elle agirait de même sur les plantes en les faisant croître, mûrir, fructifier en quelques heures. En somme, toutes les vertus de la pierre philosophale se résument en une seule : augmentation de l'activité vitale. Ce serait une panacée universelle.

Les laboratoires des alchimistes étaient établis dans des lieux cachés, dans les plus secrets des sanctuaires. Leurs appareils avaient des formes bizarres et symboliques : le fourneau renflé en forme de ventre féminin, rappelait la génération du métal dont la femme, dans le ventre de laquelle s'opérera la gestation, est l'image. Les métaux étaient représentés par les symboles des planètes.

L'alchimie a eu ses imposteurs et ses charlatans, mais la science moderne ne l'a pas bannie du domaine des recherches scientifiques. M. Frémy a réussi à faire dans son laboratoire des rubis et d'autres pierres précieuses. La transmutation des métaux n'est peut-être plus une chimère. Quand l'analyse sera arrivée à isoler les corps simples isomères, le problème sera bien près d'être résolu. « Pourquoi, dit M. Berthelot, ne pourrions-nous pas former le soufre avec l'oxygène, former le sélénium et le tellure avec le soufre, par des procédés de condensation convenables ? Pourquoi le tellure, le sélénium ne pourraient-ils pas être changés inversement en soufre, et celui-ci, à son tour, métamorphosé en oxygène ? Rien, en effet, ne s'y oppose à *priori*. Nul ne peut affirmer que la fabrication des corps réputés simples soit impossible à *priori*. La pierre philosophale n'est donc pas impossible. » Il est bon d'ajouter que, pour la trouver,

M. Berthelot ne compte en aucune façon sur les formules hermétiques.

VII

Autrefois, la science divinatoire par excellence était l'astrologie qu'on dit originaire de la Chaldée. Les mages y consultaient le ciel comme un vaste livre où chaque étoile, ayant reçu un nom et la valeur d'une des lettres de l'alphabet hébraïque, traduisait la destinée des rois, des hommes et des empires soumis à l'influence des planètes. Le juif Siméon ben Bochaï, auquel on attribue le fameux livre de Zohar, était parvenu, s'il faut en croire la tradition talmudique, à posséder une connaissance si absolue des mystères du ciel, qu'il pouvait y lire les lois de Jehovah, avant qu'elles se fussent manifestées sur la terre.

D'après cette doctrine, tous les pays, tous les animaux, tous les végétaux étaient placés sous l'influence des astres.

Les sept planètes connues des anciens et les douze signes du Zodiaque constituaient les éléments du système. Chaque planète, chaque constellation gouvernait une partie du corps, ou un homme, ou un royaume, ou une ville, ou un jour.

L'influence des astres sur les affaires du cœur serait immense, et l'art de combiner ces influences pour la nécessité des aventures d'amour, d'ambition ou de fortune, était toute la base de l'astrologie.

VIII

Le spiritisme est une des formes modernes de l'occultisme et il compte de nos jours un grand nombre d'adeptes. N'est-ce qu'une pure charlatanerie, une illusion vaine, ou bien la réalisation de phénomènes mystérieux et inconnus, dont l'explication nous échappe encore? La mort, l'inexorable et redoutable mort, ne serait-elle qu'une délivrance, la libération de l'esprit dégagé des matérialités biologiques? La mort est-elle réellement l'anéantissement final ou bien, au crépuscule d'une vie, la résurrection dans l'aurore d'une vie nouvelle? La mort mène-t-elle aux ténèbres du néant ou bien ouvre-t-elle les portes de la vie éternelle aux âmes et aux esprits avides de lumière?

Voilà ce que se demandent anxieusement tous ceux que tourmente le problème de l'au-delà.

Voyons ce que nous enseignent les spirites à ce sujet.

Suivant Allan-Kardec, l'âme est le principe intelgent considéré isolément; c'est la force agissante et pensante que nous ne pouvons concevoir isolée de la matière que comme une abstraction. Revêtue de son enveloppe fluidique ou périsprit, l'âme constitue l'être appelé Esprit, comme lorsqu'elle est revêtue de son enveloppe corporelle, elle constitue l'homme.

Or, bien qu'à l'état d'esprit elle jouisse de propriétés et de facultés spéciales, elle n'a pas cessé d'appartenir à l'humanité. Les Esprits sont donc des êtres semblables à nous, puisque chacun de nous devient Esprit après la mort de son corps et que chaque Esprit redevient homme par la naissance.

Mais, ajoute M. Delanne, l'âme ne possède pas seulement l'enveloppe périspritale à l'état d'esprit, elle est inséparable de cette enveloppe qui la suit dans l'incarnation et l'erraticité. Pendant la vie humaine, le fluide périsprital s'identifie avec le corps et sert de véhicule aux sensations venues du dehors et aux volontés de l'esprit ; c'est lui qui pénètre le corps dans toutes ses parties : mais à la mort, le périsprit se dégage avec l'âme dont il partage l'immortalité.

Ainsi cette doctrine admet l'immortalité de l'âme et des transmigrations à travers les mondes inconnus que sont les planètes et les soleils qui gravitent dans l'espace. « L'âme se développe par une série d'existences successives ; partie de l'état le plus rudimentaire dont nous trouvons l'exemple dans les peuplades sauvages, elle doit s'élever par degrés jusqu'à la somme de qualités et de perfections qu'on peut acquérir sur la terre. »

En dehors de son enveloppe charnelle, le corps, l'âme (ψυχή, *anima*) immatérielle possède une seconde enveloppe (νοῦς, *spiritus*), le périsprit qui n'est plus immatériel. Le périsprit est formé de fluides à différents degrés de condensation depuis les fluides matériels qui adhèrent au cerveau, jusqu'aux fluides spirituels qui se rapprochent de la nature de l'âme. »

Ainsi l'âme et son vêtement fluidique, le périsprit, constituent ce que les spirites appellent esprit.

A notre mort cet esprit quitte notre corps pour, suivant que notre existence a été bonne ou mauvaise, s'élancer vers les mondes supérieurs ou recommencer sur terre un nouveau stage. Il erre, invisible, impalpable.

Ce n'est que lorsque l'esprit est complètement dématérialisé, dit encore M. Delanne, que les vies antérieures se déroulent devant lui, comme une perspective sortant lentement du brouillard qui l'enveloppait. Alors seulement il se rappelle sa dernière existence, puis le panorama de ses passages sur la terre et de ses retours dont l'espace se développe à ses yeux. Il juge les progrès qu'il a accomplis et ceux qui lui restent à faire ; c'est ainsi que naît le désir de se réincarner afin d'arriver plus rapidement vers ces mondes heureux qu'il entrevoit.

L'instant où l'un d'eux voit cesser son esclavage par la rupture des liens qui le retiennent au corps, est un moment solennel ; à sa rentrée dans le monde des esprits, il est accueilli par des amis qui viennent le recevoir, comme au retour d'un pénible voyage. Il retrouve ses morts aimés dont la perte avait été pour lui un chagrin si cuisant, et si la traversée a été heureuse, c'est-à-dire si le temps d'exil a été employé d'une manière profitable pour lui, ils le félicitent du combat courageusement soutenu. Aux parents se joignent les amis qu'il a connus autrefois, et tous, joyeux et rayonnants, s'envolent dans l'éther infini. Alors commence véritablement pour lui sa nouvelle existence.

Mais, en certaines circonstances solennelles, il peut, à force de volonté, disent les maîtres du spiritisme, modifier la nature de son vêtement fluidique, et le rendre pour un certain laps de temps visible et palpable, autant que faire se peut, sous son ancienne forme.

Telle est la théorie spirite des apparitions.

C'est encore grâce au périsprit que l'esprit se manifeste et agit en produisant des phénomènes physiques (coups frappés, lévitation, écriture, etc.).

« Les coups et les mouvements, dit Allan-Kardec, sont pour les esprits les moyens d'attester leur présence et d'appeler sur eux l'attention, absolument comme lorsqu'une personne frappe pour avertir qu'il y a quelqu'un. Il en est qui ne se bornent pas à des bruits modérés mais qui vont jusqu'à faire un vacarme pareil à celui de la vaisselle qui se brise, de portes qui s'ouvrent et se ferment ou de meubles que l'on renverse. »

Voilà comment s'expliquent les phénomènes des tables tournantes, des maisons hantées.

Mais, pour se communiquer, les esprits ne se contentent pas toujours d'objets inertes ; souvent ils ont recours à un autre intermédiaire qui puisse mettre à leur disposition une partie de ses facultés, de sa force vitale et de son intelligence : cet intermédiaire c'est le médium.

« Par sa volonté, l'esprit projette un rayon fluidique sur le périsprit du médium. Il le pénètre de son fluide, établissant ainsi une communication directe entre lui et l'incarné. C'est au moyen de ce cordon que le fluide vital de l'homme est attiré par l'esprit. Ce double courant fluidique peut être comparé aux phénomènes d'endosmose, c'est-à-dire à l'échange qui se produit entre deux liquides de densité différente à travers une membrane.

« Ici les liquides sont remplacés par des fluides et la membrane par le corps.

« Une fois la communication établie, l'esprit peut agir sur le médium en produisant des effets divers qui se traduisent par la vision, l'audition, l'écriture, la typtologie. »

Les médiums, en raison des phénomènes qu'ils provoquent ou mieux subissent, se divisent en médiums auditifs, voyants, écrivains, mécaniques, etc. Certains d'entre eux réunissent toutes ces qualités.

Chez les médiums mécaniques ou écrivains l'esprit qui se manifeste agit indirectement sur la main par les nerfs qui y correspondent, et donne à celle-ci une impulsion complètement indépendante de la volonté du médium dont les mouvements sont purement automatiques. C'est une action réflexe du cerveau du médium sous une influence spirituelle.

Dans la médiumnité intuitive, l'esprit n'exerce pas une action effective sur le cerveau du médium, il ne lui enlève pas sa conscience, il se contente de lui transmettre les vibrations périspritales qui représentent sa pensée et l'incarné les ressent sous forme d'idées.

Chez les médiums dessinateurs qui sont aussi des mécaniques, l'esprit, au lieu de leur faire faire des lettres, leur fait faire des dessins. Ainsi, Sardou, en 1858, a dessiné une planche représentant une habitation dans Jupiter.

Dans les médiumnités sensorielles, le médium voit avec les yeux du corps, ou bien il voit à l'état de dégagement. C'est sur ce phénomène qu'est basée la photographie spirite.

Chez les médiums auditifs, il peut y avoir intuition d'âme à âme, comme dans la transmission de pensées, ou bien audition réelle.

La médiumnité typtologique se manifeste par des coups frappés sur une table, par des objets déplacés, etc.

Allan-Kardec parle encore de communications qui se font au moyen d'un crayon adapté à une corbeille à ouvrage ou à une planchette et écrivant des réponses sur une feuille blanche. Il suffit que le médium impose le doigt sur le bord de la corbeille.

S'il faut en croire les conseils de ceux qui ont étudié et exépérimenté le spiritisme, il serait dangereux de jouer avec les esprits. Delanne assure que toute demande faite dans un but purement personnel, avec un sentiment égoïste, ne reçoit jamais de réponse ou en reçoit de la part d'esprit farceurs qui cherchent à se jouer du consultant. Paul Gibier raconte plusieurs faits singuliers dont ses médiums et lui furent victimes et il recommande de ne se livrer qu'en pleine lumière aux opérations spirites.

Au point de vue religieux, dit encore Allan-Kardec, le spiritisme a pour base les vérités fondamentales de toutes les religions : Dieu, l'âme, l'immortalité, les peines et les récompenses futures ; mais il est indépendant de tout culte particulier.

Le rôle des esprits serait surtout bienfaisant. Car, toujours d'après M. Delanne, les esprits qui se communiquent enseignent la fraternité, le pardon des injures, la mansuétude pour les amis et les ennemis. Ils nous disent que la seule voie pour parvenir au bonheur est celle du bien, que les seuls sacrifices qui sont agréables au Seigneur sont ceux que nous remportons sur nous-mêmes. Ils nous exhortent à veiller soigneusement sur nos actes afin d'éviter l'injustice ; ils nous recommandent l'étude de la nature et l'amour de nos semblables comme les uniques moyens de nous élever rapidement dans un avenir plus brillant.

Telle est la doctrine du spiritisme.

CHAPITRE I

LES RELIGIONS ET L'AMOUR

I. L'amour loi du monde. — II. Conceptions antiques de l'amour. L'Inde. Ses fêtes phalliques. — III. Zoroastre et l'amour. — IV. L'amour dans les religions chaldéennes. — V. L'amour dans les religions assyriennes. Les prêtres de Baal. — VI. L'amour dans les religions de l'Égypte. — VII. Le culte du phallus. Les fêtes des Dionysiaques. Le culte de Cotytto. — VIII. Les Corybantes. Le culte de Priape à Rome. — IX. Le culte de Vénus. — X. Les religions du Nord et l'amour. — XI. L'islamisme et l'amour. Sanctification de l'amour. — XII. Le christianisme et l'amour. Les prohibitions des confesseurs et des pères de l'Eglise. Négation de l'amour. Le culte de la Sainte Vierge et l'érotomanie religieuse. — XIII. La réaction. Les hérésies érotiques. Origène et les Skopzis. — XIV. Les cours d'amour au moyen âge. — XV. L'amour roi du monde.

I

La nature créatrice a mis dans la réunion des deux sexes la suprême jouissance et c'est dans cette attraction qui s'étend de l'homme jusqu'aux plantes que repose la certitude de l'éternelle victoire de la vie sur la mort. L'attraction ou l'amour, c'est l'énergie universelle. « C'est elle qui soutient et guide les mondes astraux, les soleils immenses, les systèmes d'étoiles doubles qui gravitent à l'entour l'un de l'autre ; c'est elle qui conduit les poussières voltigeant dans l'air, — qui guide et régit les organismes, quels qu'ils soient ; c'est elle qui maintient l'équilibre, règle l'harmonie de la nature ; c'est elle qui fait les affections, les désirs, les parfums, les plaisirs, les nuances, les couleurs, les voluptés ; c'est elle qui unit les lèvres des amants, qui régit le cours de l'onde, qui fait monter la sève dans les arbres ou les veines, qui fait éclore les fleurs et tomber les feuilles, sourire la jeune fille et pleurer l'enfant, rêver la jolie femme et pétiller le feu du foyer [1]... ». Dans l'infiniment petit comme dans l'infiniment grand, on voit les molécules élémentaires s'attirer les unes vers les autres par la loi d'affinité. C'est l'amour-attraction qui régit le monde, comme l'a chanté le penseur Eugène Nus :

La loi d'amour est souveraine ;
Partout son doux verbe est écrit;
Elle féconde, unit, entraîne
La matière comme l'esprit.
La terre s'échauffe à vos flammes,
Les cieux modulent vos accords.
Amour, attraction des âmes,
Attraction, amour des corps!

Les anciens voyaient, en effet, dans presque tous les phénomènes de la nature des manifestations de l'amour universel. On lit dans le *Prem-Sagar* [2] : « Alors, les nuages, lançant la pluie comme un époux

1. Jollivet-Castelot : *La Vie et l'Ame de la matière*, p. 26.
2. Traduction E. Lamairesse, p. 42.

sa semence, rafraîchirent la terre ; et celle-ci, après une séparation de huit mois de son époux, en prit pleine jouissance. Elle lui livra ses seins baignés et rafraîchis. » Et comme un écho du poète hindou, Virgile dit en son langage symbolique : « Le chaste ciel s'éprend d'amour pour la terre, et la terre se prépare à ses embrassements. La pluie alors tombe du ciel comme du sein d'un époux, et vient arroser la terre qui enfante à l'envi la pâture des troupeaux et le blé, nourriture de l'homme. Cette rosée nuptiale donne aux arbres leur force et leur verdure[1]. »

II

Cette grande loi de l'amour domine et régit le monde. Aussi aucune religion n'a pu s'en affranchir. Dans les religions antiques, il joue un rôle considérable. A l'exception des Iraniens et des Juifs, toute l'antiquité a considéré l'acte charnel comme permis toute les fois qu'il ne blesse pas le droit d'autrui. La conception védique de l'amour est absolument naturaliste, malgré la poésie dont les Hindous l'entourent. « Les amours védiques, dit M. Marius Fontane, étaient d'une extrême pureté parce qu'elles étaient complètement libres et absolument sincères. L'amante proclamait son désir et l'amant répondait au vœu de la jeune fille. L'homme n'abusait pas plus de sa force

1. Virgile, *les Géorgiques*, l. II, v. 324.

que la vierge n'abusait de sa grâce. Nulle coquetterie malsaine, nulles tentatives de domination. Aimer et le dire et le montrer semble être la loi des chastes amours védiques. »

Dans le *Rig-Véda*, Syavaswa invoque la nuit pour qu'elle porte des hommages à la belle Darbha et à son père : « La lune est l'astre des amants ; sous ses blancs rayons naît la douce rêverie, exclusive des ardeurs animales, des avilissantes amours. Pour l'Arya, le bien suprême, c'est le baiser doucement posé sur la joue timide, l'amante ayant l'attitude de l'amie qui parle doucement à l'oreille de son bien-aimé. »

Dans l'Inde, l'amour a pour Dieu et pour symbole Kâmadêva, qui est sorti tout armé du cœur enflammé de Brahma, comme Minerve de la cuisse de Jupiter. « L'arc de Kâmadêva est fait de fleurs avec une corde formée d'abeilles, et ses cinq flèches ont pour pointe une fleur qui est supposée présider à un sens. Kâmadêva est le seigneur des Apsaras ou nymphes célestes : il a plusieurs noms : on l'appelle le dieu du désir, l'agitateur de l'esprit ; celui qui rend fou, celui qui enflamme, le destructeur du calme de la dévotion, celui qui n'a pas de corps (Ananga). » Doué d'une éternelle jeunesse et d'une incomparable beauté, il exerce son empire sur les dieux et les hommes. Krishna, dont les exploits érotiques et autres sont chantés dans le *Prem-Sagar*, est aussi le dieu de l'amour des Hindous. Mais Siva est le dieu de l'Inde qui a le plus de sanctuaires et le lingham en est le symbole le plus répandu. On le trouve à profusion au Cambodge où, tous les ans, à la fête du renouveau, on promène dans les rues, en procession, un immense lingham creux dans lequel se tient un jeune garçon qui en forme la tête épanouie. Les yoguis portent le lingham pendu au col et ils lui offrent assidûment les prémices de tous leurs repas. L'organe viril était considéré chez tous les peuples de l'antiquité comme le symbole de la fécondation universelle. Son culte est devenu un des mythes populaires de l'Inde. Sur la montagne d'or Kailasa, disent les légendes, habite le dieu Siva ; là est une plate-forme sur laquelle se trouve une table carrée enrichie de neuf pierres précieuses et au milieu le lotus, portant sur son sein le triangle, origine et source de toutes choses. De ce triangle sort le lingham, Dieu éternel qui en fait son éternelle demeure.

Aujourd'hui encore, après trente siècles peut-être, et malgré le puritanisme de l'Angleterre, les Hindous adorent ces symboles géométriques du lingham et de l'yoni. On rencontre le lingham partout, sur les routes, les carrefours et les places publiques, dans les champs. Les cérémonies religieuses sont toujours empreintes du même érotisme.

Transportez-vous un instant avec nous par la pensée à Bénarès, la cité sainte des Hindous. Le soleil se lève. C'est l'heure des ablutions. Or nulle onde n'est plus sainte et plus purificatrice que celle du Gange. Des ghats ou escaliers, hommes, femmes et enfants descendent vers le fleuve et se plongent dans les eaux saintes qui lavent de toute souillure.

Avec un vase de cuivre luisant, ils se versent de l'eau sur la tête et la poitrine. Les femmes égrènent dans le fleuve des guirlandes d'œillets d'Inde et de jasmins. Le Gange semble rouler des fleurs. Des fakirs, immobiles comme des statues, les bras étendus vers le soleil levant, sont abîmés dans une contemplation muette. Du haut des plateformes, les brahmines montrent à la foule les linghams sacrés. Au-dessus du fleuve, les palais découpent leurs arceaux croulants dans le ciel bleu, les temples dressent leurs pyramides de pierre ciselée où s'entassent les images des dieux, des animaux symboliques et sacrés. C'est une profusion de sculptures, une floraison monstrueuse de la pierre. Sous les porches, d'énormes taureaux de pierre sont accroupis ; puis l'image, à tout instant répétée, de Ganesha, le dieu de la sagesse, le dieu à tête d'éléphant.

Les ablutions sont terminées; la musique résonne dans les temples ; la foule se presse dans leurs parvis. Les statues des dieux sont couronnées de fleurs. Mais les hommages vont surtout aux linghams, que les femmes couronnent de roses d'Inde, arrosent de beurre fondu. Ils se dressent autour des temples, au carrefour de chaque rue. Des fakirs circulent, entièrement nus, le corps barbouillé de bouse de vache. D'autres sont accroupis dans une attitude morne, qui ressemble à la mort, nus comme les premiers, vêtus simplement de bouse de vache.

Autour des temples, on promène sur des palanquins les images de Siva, Siva le Verbe et la Force, le dieu dont les formes sont indécises, homme et femme à la fois, tenant d'une main le lingham et de lautre un phallus d'or. Les prêtres, vêtus de blanc, portent avec vénération des emblèmes phalliques devant lesquels se prosterne le peuple. En avant, au milieu des musiciens, marchent les bayadères, jambes et bras nus, les chevilles cerclées de bracelets d'argent, les doigts et les orteils chargées de bagues, un anneau d'or dans l'aile droite du nez. Elles agitent des écharpes de soie et font vibrer en marchant d'un mouvement rythmique des hanches les grelots d'argent attachés aux franges de leurs jupes. Dans le temple, un brahme au crâne dénudé est accroupi à terre. « Je suis Brahma! dit-il. Je suis l'univers. » Au rythme lent des violes et des tam-tams, les bayadères évoluent, se cambrent en contorsions sacrées. Pendant ce temps, les brahmes ont fait apporter les phallus sacrés, en argent massif, ornés de pierreries. Les fidèles les baisent avec recueillement, les arrosent avec l'eau du Gange. Les femmes, avec des contorsions d'hystériques, étreignent le monstrueux symbole, le baisent avec frénésie, puis le couronnent de fleurs. Dans la foule circulent les vaches consacrées, aux cornes dorées. Puis le brahme se lève et dit : « Nous venons nous laver de la souillure du péché! Faites-nous féconds et prospères! » Et, touchant son nombril et son organe créateur, il ajoute : « Là habitent le feu, le soleil et la lune. » Puis il raconte aux assistants qui se barbouillent de bouse de vache, l'histoire merveilleuse de Krishna qui, à quinze ans, avait séduit toutes les vachères du royaume; il dit les vertus de Siva, symbole de la nature qui, sans cesse, crée et détruit.

A propos des cérémonies érotiques de l'Inde, M. E. Lamairesse[1] décrit les « Rites de la main gauche » qui « unissent les deux sexes en supprimant toute division de caste. Dans des réunions qui ne sont point publiques, les affiliés, gorgés de viandes et de spiritueux, adorent la sakti sous la forme d'une femme, le plus souvent celle de l'un d'eux; elle est placée toute nue sur une sorte de piédestal et un initié consomme le sacrifice par l'acte charnel. La cérémonie se termine par l'accouplement général de tous, chaque couple représentant Siva et sa sakti et devenant identique avec eux. C'est absorbé dans la pensée de la divinité et sans chercher la satisfaction des sens que le fidèle doit accomplir ces actes. Les catéchismes qui enseignent ces pratiques sont remplis de hautes théories morales et même d'ascétisme, mais, en réalité, les membres de ces réunions ne sont que des libertins hypocrites. »

Le bouddhisme chinois a conservé en grande partie les symboles amoureux du bouddhisme hindou. Il procède du système Mahâyana; il croit au paradis, lac de lotus en fleurs où revivent les sages et il le nomme *ngyan lo* « plaisir », *kyo lo* « empire du plaisir », *tsing-tu* « glorieux pays ».

1. *Kama-Soutra.* — Introduction.

III

Zoroastre recommande de sanctifier l'acte charnel par la prière. S'il punit de mort l'infanticide et le concubinage, il n'édicte rien contre les femmes « publiquement amoureuses, gaies et contentes, qui se tiennent par les chemins et se nourrissent au hasard de ce qu'on leur donne. »

Du reste, les aspirations morales du Mazdéen, sa conception de la vie, du devoir et de la destinée humaine sont exprimées dans la prière suivante que nous empruntons à M. Lamairesse : « Je vous « demanderai, ô Ozmuzd, les plaisirs, la pureté, la « sainteté. Accordez-moi une vie longue et bien rem- « plie. Donnez aux hommes des plaisirs purs et sains, « qu'ils soient toujours engendrant, toujours dans les « plaisirs[1]. »

IV

L'amour physiologique tenait aussi une place considérable dans les conceptions religieuses des premiers Chaldéens. Nabuchodonosor s'adressant au Dieu Merodoch lui demande une série de bienfaits

1. *Kama-Soutra*. — Introduction.

entre autres : « Grand Seigneur sublime, accorde-moi une fécondité septuple ». Quand les Chaldéens s'adressaient à leurs épouses, ils devenaient plus réalistes ; la traduction littérale d'une inscription trouvée probablement dans l'alcôve d'un gynécée est celle-ci : « Ouvre ta vulve, pour que je puisse assouvir mes désirs. » A propos de la femme enceinte et de la nourrice on rencontre les formules suivantes : « Si tu trouves une femme enceinte dont l'utérus sort, se rompt, s'altère étant dehors, se referme tellement qu'il ne puisse enfanter, contre tout cela tu prononceras le nom mystique de la terre et le nom mystique du ciel et tout disparaîtra. »

V

Dans la religion assyrienne, Bélit, Sin et Istar, divinités qui se confondent souvent l'une dans l'autre, représentent la puissance fécondante, la déification de la volupté, la déesse de l'amour. Des fragments, de rares fragments de la littérature assyrienne nous racontent les amours de Tammouz et d'Istar dont le dénouement, la mort tragique de Tammouz dut inspirer la légende si poétique de la mort d'Adonis, tué comme lui, dans la montagne, par un fauve, et pleuré par la déesse des amours et les nymphes inconsolables.

Les Assyriens adoraient aussi Baal Peor ou Belphégor, sorte de dieu Priape dont les temples n'étaient autres que des lieux de débauche. D'après les renseignements que nous fournit Rosenbaum[1], ce nom de Baal Peor signifiait chez les Hébreux le dieu Pénis, le Priape des Romains. Son temple était bâti sur le mont Péor et les jeunes filles venaient s'y prostituer. Ce culte était analogue à celui de lingham dans l'Inde et du phallus dans le reste de l'Asie[2].

Les prêtres et les prophètes phéniciens de Baal et d'Astarté s'habillaient en femmes, se fardaient le visage et les yeux et avaient les bras nus jusqu'aux épaules[3]. Dans l'emportement de leur délire religieux, ils allaient jusqu'à se mutiler. Les prêtresses se vouaient à la prostitution en l'honneur d'Astarté.

D'après Pierre Dufour[4], les prêtres de Baal étaient de beaux jeunes hommes, sans barbe, qui le corps épilé, frottés d'huiles parfumées entretenaient un ignoble commerce d'impudicité dans le sanctuaire. La Vulgate les nomme efféminés (effeminati) en langue hébraïque on les appelait kedeschim, c'est-à-dire saints ou consacrés. Leur rôle ordinaire consistait dans l'usage plus ou moins actif de leurs mystères infâmes. Ils se vendaient aux adorateurs de leur dieu et déposaient sur leurs autels le salaire de leur prostitution. Ce n'est pas tout, ils avaient des chiens dressés aux mêmes ignominies et le produit impur qu'ils retiraient de la vente ou du louage de ces animaux, « le prix du chien », ils l'appliquaient aussi aux

1. *Histoire de la syphilis dans l'antiquité.* Halle, 1845.
2. Voir à ce sujet : J. Buret : *la Syphilis aujourd'hui et chez les anciens*, p. 100 et 101.
3. V. Grätz : *Histoire des Juifs*, t. I, p. 160.
4. *Histoire de la prostitution.*

revenus du temple. Enfin, dans certaines cérémonies qui se célébraient la nuit au fond des bois sacrés, lorsque les astres semblaient voiler leur face et se cacher d'épouvante, prêtres et consacrés s'attaquaient à coups de couteaux, se couvraient d'entailles et de plaies peu profondes, puis, échauffés par le vice, excités par leurs instruments de musique, ils tombaient pêle-mêle dans une mare de sang.

VI

Si nous passons d'Asie en Afrique, nous trouvons dans les villes de la vieille Egypte, la « mère antique des arts et des fables divines », nous retrouvons les mystères isiaques. Hérodote constate que chaque année sept cent mille pèlerins venaient se faire initier à Bubastis pendant les fêtes d'Isis, ce qui était d'un profit considérable pour les prêtres de la déesse.

D'après M. Edmond Dupouy [1], dans les cérémonies sacrées les prêtres de la déesse portaient le van mystique qui reçoit le grain et le son, mais qui ne garde que le premier, en rejetant le second. Les prêtres du dieu portaient le tau sacré ou la clef qui ouvre les serrures les plus fermées. Ce tau figurait l'organe de l'homme, ce van l'organe de la femme. Il y avait encore l'œil avec ou sans sourcil, qui se plaçait à côté du tau dans les attributs d'Osiris pour simuler le

1. *La Prostitution dans l'antiquité*, p. 80 et suiv.

rapport des deux sexes. De même aux fêtes d'Isis, immédiatement après la vache nourricière, des jeunes filles consacrées qu'on nommait cistophores tenaient la ciste mystique et près d'elles se tenait une prêtresse qui portait dans son sein une urne d'or dans laquelle se trouvait le phallus qui était, selon Apulée, l'adorable image de la divinité suprême et l'instrument des plaisirs les plus secrets.

VII

En Grèce, et plus tard à Rome, et dans toute l'Italie, le culte de phallus et de Priape est en honneur. D'après Bérard [1], dans toute la Grèce, Hermès est représenté le plus souvent par un cippe que surmonte parfois un buste et qu'orne presque toujours un phallus en érection; ce cippe de l'âge classique n'est que la forme perfectionnée de la pierre brute ou à peine dégrossie plantée en terre comme un menhir breton. Or ces cippes ne sont pas autre chose que les *Ançab* ou *nçab* des Arabes, le *Neçib* des Phéniciens, les *Ham-manim* des Hébreux, ces pierres sacrées que le sémite adorait comme la représentation ou plutôt l'habitation de la divinité *bet-el* dont les Grecs firent des bétyles.

J. Vinson [2] montre sans peine que le culte du phallus, considéré comme emblème de la génération, est

1. *Dissertation sur l'origine des cultes Arcadiens.*
2. *Les religions actuelles*, p. 45.

une des formes religieuses les plus remarquables. Il ajoute qu'il n'y a là rien d'obscène ; c'est un simple hommage aux instincts et aux besoins naturels, le rappel d'un phénomène essentiel et nécessaire. On retrouve partout, sauf en Amérique, le culte phallique ou des traces de ce culte : dans l'Afrique occidentale, chez les Papous de la Nouvelle-Guinée qui décorent le sommet de leurs toits d'emblèmes fort indécents aux yeux de leurs visiteurs européens, dans les îles de la mer du Sud où de grandes pierres noires et même des arbres sont vénérés comme des symboles de la génération. Chez les Arabes, on raconte que le tombeau d'un certain cheik est surmonté d'un grand phallus de basalte presque usé par les baisers des femmes qui espèrent obtenir ainsi la fécondité que la nature leur a refusée. En Angleterre même, près de Durham, il y a dans les habitudes populaires des réminiscences manifestes d'un pareil culte dont les pays les plus chrétiens ne sont point non plus exempts. Le célèbre Jack, de Hilton, près Birmingham, paraît n'être qu'une vieille idole phallique.

Dès les premières célébrations des Dionysiaques, Plutarque mentionne la présence du phallus en l'honneur de Bacchus. Plus tard ce caractère érotique s'accentua encore. Voici d'après G. Saint-Yves[1], la description de ces fêtes.

« En tête s'avançaient les mystes comprenant les bacchantes et les initiés. Les bacchants et les bacchantes, les uns sur des ânes, les autres traînant

1. *La Littérature amoureuse*, p. 95.

des boucs, la chevelure en désordre, les yeux hagards, passaient en soulevant des phallus gigantesques qui étaient représentés dans un état d'érection constant. Puis venaient les canéphores, jeunes vierges qui tenaient des corbeilles d'or remplies des prémices de tous les fruits, de fleurs, de gâteaux représentant des organes génitaux mâles et un phallus couronné de fleurs. Suivaient les phallophores, la tête toute couverte de lierre, de violettes, de serpolet et d'acanthe, portant, eux aussi, des phallus gigantesques et entourant une statue de Bacchus, remarquable par un triple phallus en bois de figuier. »

Les fêtes d'Adonis n'étaient que prétextes à prostitution. « Sous de légers berceaux de myrtes et de laurier, sous des tentes enguirlandées de fleurs, se tenaient les hiérodules, prêtresses de la déesse, jeunes et belles esclaves grecques ou syriennes ; elles étaient couvertes de bijoux, vêtues de riches étoffes, coiffées d'une mitre enrichie de pierreries de laquelle s'échappaient les longues tresses de leurs noires chevelures entremêlées de guirlandes de fleurs dans lesquelles se jouait une écharpe écarlate. Sur leurs poitrines aux seins fermes et arrondis que protégeait une gaze légère, pendaient des colliers d'or, d'ambre et de perles ou de verre chatoyant comme insignes de leur office religieux : elles tenaient à la main un rameau de myrte et la colombe, l'oiseau de Vénus [1]. »

1. E. Lamairesse, *Kama-Soutra*. — Introduction.

Pendant ces fêtes, toutes les femmes étaient tenues de se faire couper les cheveux ou de se livrer pendant un jour aux étrangers en l'honneur de la déesse (Astarté ou Anaïtis), en présence de la statue du dieu garnie pour la circonstance d'un nombre illimité de phalli de différentes grandeurs. Elles s'abandonnaient à ce trafic honteux, dit Lucien, autant de fois qu'on voulait les payer, et tout l'argent que produisait cette prostitution publique était affecté à des sacrifices offerts à Anaïtis.

Venu de Thrace et de Phrygie, le culte de Cotytto, que célébraient les Baptes, se répandit en Grèce. « Là, dit Juvénal[1], toute bienséance et toute pudeur sont bannies des discours et des repas ; là, des paroles obscènes sont balbutiées d'un ton efféminé ; on y voit les mêmes turpitudes qu'aux mystères de Cybèle et ces monstres ont à leur tête, en qualité de sacrificateur, un fanatique à cheveux blancs, remarquable par son large gosier et sa voracité sans exemple : vieillard digne d'être gagé pour former des élèves. Que tardent-ils au gré du rite phrygien et à l'aide de la pierre tranchante, à se délivrer d'un fardeau superflu ! »

Enfin, Plutarque et Pindare s'accordent tous deux à dire qu'on présentait des femmes au bouc consacré, au bouc Mendès. Pindare dit ou bien fait dire :

Charmantes filles de Mendès,
Quels amants cueillent sur vos lèvres
Les doux baisers que je prendrais ?
Quoi ! ce sont les maris des chèvres !

1. *Satire II.*

Villemont assure que les nymphomanes étaient enfermées dans les temples avec cet animal immonde et se livraient à ses assauts.

VIII

Ce furent les Corybantes, ou prêtres de Cybèle, qui apportèrent de Phrygie en Etrurie le culte du phallus. Dans une savante dissertation, M. E. Dupouy[1] montre que ce furent les Etrusques qui communiquèrent aux Romains cette nouvelle institution religieuse, ainsi que les cérémonies et pratiques qui en dépendaient. L'époque de l'introduction de ce culte, à Rome, ne parait pas remonter très haut, car ses habitants ne connaissaient pas, du temps de leurs rois, le culte de Vénus. Celui de Bacchus et de Priape devait leur être également ignoré. Ce qui prouve bien, d'ailleurs, que le culte de Priape s'était, pendant un certain temps, localisé en Etrurie, c'est que Athœneus avait déjà dit que les Etrusques menaient une vie impudique; que les Messapiens, les Samnites et les Locriens, autres peuples du Latium, prostituaient leurs filles, mais non les Romains. Et M. Dupouy ajoute : « Il y avait encore en Etrurie un culte analogue à celui du Lingham indien et du Phallou asiatique. Il servait au même but : celui de déflorer les vierges avant le

1. *Loc. cit.*, p. 108.

mariage, et comme tel il appartenait à la prostitution sacrée. Ce dieu étrusque que nous connaissons non seulement par les monuments figurés de l'histoire, mais encore par les écrits d'Arnobe et de saint Augustin, s'appelait *Mutunus* et *Mutuna*, car il y avait le dieu mâle et le dieu femelle. Les temples n'étaient que d'infimes édicules entourés de bosquets dans lesquels se tenait assise la figure du dieu. »

A Rome, le symbole phallus devient le dieu Priape qui était représenté avec un pénis rigide et de dimensions fantastiques ; ce phallus était presque toujours en bois et le bois qu'on choisissait de préférence était le cyprès, mais le plus souvent le figuier. Les hommes offraient à Priape les premiers fruits de leur jardin et s'adressaient à lui pour qu'il les guérit. Alors on suspendait autour de sa statue des *ex-voto* rappelant la forme (*consimilis*) de l'organe, c'est-à-dire du phallus. Les femmes qui avaient recours à Isis remplissaient les temples d'*ex-voto* analogues, représentant les organes de leur sexe[1].

Un malade explique ainsi le don d'un *ex-voto* de ce genre au temple de Priape :

Voti solutio

Cur pictum memori sit in tabella
Membrum quæritis, unde procreamur ?
Cum penis mihi forte læsus esset,
Chirurgique manum miser timerem,
Dis me legitimis nimisque magnis,
Ut Phœbo, puta, filioque Phœbi,
Curatum dare mentulam verebar.

1. V. Buret, *loc. cit.*, p. 195 et 226.

« Vous demandez pourquoi on a représenté sur un tableau votif le membre qui nous a procréés ? Voici. Alors que mon pénis était sérieusement endommagé et que, infortuné ! je redoutais la main du chirurgien ; je n'osais pas non plus m'adresser à ceux de nos dieux que la médecine concerne comme, par exemple, Apollon et son fils Esculape, ils sont trop imposants et il me semblait bien hardi de leur demander de guérir ma verge. »

Le malheureux malade s'adresse alors à Priape et lui demande d'apporter du remède à l'organe qui, sur sa statue, est représenté avec des dimensions égales au reste du corps et dont il est le dieu tutélaire : « Si tu me guéris sans amputation, je ferai peindre l'organe que tu auras soulagé et je te ferai hommage du tableau. L'image représentée sera en tout point semblable à l'original, tant comme grosseur que comme forme et comme coloration. Le dieu promit, fit un signe d'acquiescement et exauça mon vœu [1] ».

A Rome, il était d'usage, pour les futurs épouses de se rendre dans les jardins de Priape avant la cérémonie nuptiale pour faire l'offrande au dieu de leur virginité. On plaçait la fiancée sur la statue du dieu, le phallus, pour qu'elle fût rendue féconde par le principe divin. Dans un poème ancien sur Priape (*Priapi Carmen*), on voit une dame présentant au dieu les peintures d'Eléphantis et lui demandant gravement de jouir des plaisirs auxquels il préside dans toutes les attitudes décrites par ce traité.

1. D'après F. Buret, *loc. cit.*

Enfin les phallus se portaient aussi en amulettes, on les pendait au cou des enfants et même ailleurs; il y en avait qui étaient garnis de deux ailes et de deux pattes d'oiseaux, d'autres étaient ornés de sonnettes. On peut voir au musée de Naples, dans un cabinet spécial, une quantité de bijoux et d'ustensiles de tous genres en forme de phallus.

IX

Avez-vous vu quelquefois, au musée des Offices, à Florence, le pur chef-d'œuvre de Cléomène, fils d'Apollodore d'Athènes, la Vénus de Médicis, image de la volupté et du bonheur, « cette Eve païenne, qui retient de la main une feuille de vigne absente »? Avez-vous contemplé quelquefois, au musée national de Naples, à côté de la tête archaïque et austère de la Junon Farnèse, ce marbre divin où la vie, la grâce et l'amour étincellent : la Vénus Callipyge, la plus belle, la plus vivante, la plus voluptueuse, la plus désirable des Vénus antiques? Vénus ou Aphrodite, Papheïa ou Cythérée, Anadyomène ou Génétyllide, c'est bien celle-là que le berger Pâris a saluée reine sur le mont Ida, celle qui sortit ruisselante de beauté de la mer azurée, celle que l'on adorait à Cythère, à Idalie et à Paphos, à Amathonte et à Lesbos, celles qu'adoraient comme la glorification de toutes les amoureuses poésies du corps de la femme, comme l'apothéose de la chair, les Grecs et les Romains, peuples épris d'art et de lumière. C'est elle qu'invoque Lucrèce :

Douce et sainte Vénus, mère de nos Romains,
Suprême volupté des dieux et des humains,
Qui, sous la voûte immense où dorment les étoiles,
Peuples les champs féconds, l'onde où courent les voiles;
Par toi, tout vit, respire, éclos sous ton amour,
Et monte, heureux de naître, aux rivages du jour.
Au-devant de tes pas le vent fuit; les nuages,
A ta divine approche, emportent les orages.
Pour toi la terre épand ses parfums et ses fleurs.
. . . .
Le ciel s'épanouit et se fond en lumière,
Car sitôt qu'il revêt sa splendeur printanière,
Et que, par les hivers, le zéphir arrêté
Reprend enfin sa course et sa fécondité,
Les oiseaux, les premiers frappés par ta puissance,
O charmante déesse, annoncent ta présence;
Le lourd troupeau bondit dans les prés renaissants
Et plein de foi se jette à travers les torrents.
Sensibles à tes feux, séduites par tes grâces,
Ainsi des animaux les innombrables races
Dans le transport errant des amoureux ébats
Où tu veux les mener s'élancent sur tes pas.
Enfin, au fond des mers, sur de rudes montagnes,
Dans les fleuves fougueux, dans les jeunes campagnes,
Dans les nids des oiseaux et leurs asiles verts,
Soumis à ton pouvoir, tous les êtres divers,
Le cœur blessé d'amour, frissonnant de caresses,
Brûlent de propager leur race et leurs espèces.

Vénus fut la conception la plus radieuse de la Grèce. Il existe encore aujourd'hui plus d'un païen qui la regrette, et M. F. Lajard [1] assure que son culte n'est pas

1. *Recherches sur le culte de Vénus en Orient et en Occident*, p. 54.

encore entièrement éteint. Il raconte que les Druzes du Liban, dans leurs vêpres secrètes, rendent un véritable culte aux parties sexuelles de la femme et le leur rendent chaque vendredi soir, c'est-à-dire le jour qui fut consacré à Vénus, le jour auquel, de leur côté, les musulmans trouvent dans le code de Mahomet la double obligation d'aller à la mosquée et d'accomplir le devoir conjugal. Il existe même au sujet de ces vêpres un écrit intitulé : *Lumière de la Chandelle du soir du Vendredi*, où il est dit que chaque initié, après avoir accompli les sept prescriptions appelées colonnes, est obligé de faire une confession générale.

Chez les Nozaïriens qui ont aussi conservé la cérémonie de l'adoration du Ctéis, la cohabitation charnelle est considérée comme le seul moyen par lequel puisse s'accomplir parfaitement l'union spirituelle.

Enfin, s'il faut en croire l'*Univers pittoresque*, ce culte se serait également conservé chez certaines peuplades de l'Océanie. A l'instar des Arioys de Taïti, les Oulitaos formaient des sociétés particulières dont le but était un épicurisme grossier. Ils avaient un langage mystérieux et allégorique principalement destiné à leurs chansons amoureuses dont eux seuls pouvaient comprendre le sens. Dans les fêtes, on les voyait marcher sous une enseigne symbolique fort ornée et connue chez eux sous le nom de Tinas.

X

Dans les religions de presque tous ces peuples on retrouve les traces de ce culte de l'amour. En Arménie, en Lydie, en Perse, en Scythie, on adorait Anaïtis à laquelle on consacrait les jeunes filles qui faisaient commerce d'amour.

En Suède et en Germanie, Herta était la déesse de la fécondité. La froide Scandinavie choisit comme déesse de l'amour, de la beauté, de la grâce et de la fécondité, la belle Freya (Frida ou Frigga) fille de Niord, femme du redoutable Odin et sœur de Freyr, le Priape scandinave, représentant du principe viril. Le vendredi est consacré à cette déesse, ce qui la rapproche de la Vénus des Grecs. On l'adorait également en Irlande.

Chez les Lithuaniens, la déesse de l'amour et de la beauté portait le nom gracieux de Milda. Comme Vénus, elle eut une galante aventure avec le redoutable Kawas, dieu de la guerre et en eut un fils qui fut nommé Kaunis. Kaunis donna son nom à la ville de Kowno dont la gracieuse vallée fut consacrée à sa mère et devint la Cythère lithuanienne ; le grand poète polonais Adam Mickiewicz décrit en ces termes ce site enchanteur dans son poème de *Grajina*. « J'ai vu la belle vallée de Kowno où la main des willis vient, automne ou printemps, velouter le gazon, le diaprer de fleurs ; c'est le plus beau vallon de l'univers. »

Des divinités inférieures étaient aussi consacrées à l'amour : les Rhaganas. Ces hamadryades récompensaient de leurs caresses celui qui les sauvait de la mort en protégeant contre la cognée du bûcheron l'arbre auquel leur existence était liée.

L'amour jouait un grand rôle dans les croyances religieuses des Lithuaniens ; il doit embellir la vie future, ainsi qu'en témoigne cette citation ayant trait au sort des guerriers morts pour la patrie lorsqu'ils arriveront dans l'autre monde : « De belles femmes, des habits magnifiques, bonne chère, sommeil paisible sur des couches moelleuses, santé parfaite, gaieté constante, rires et jeux, telles sont les délices qui attendent les bienheureux au delà du tombeau. Leur faculté de jouir s'élève à la centième puissance pour éprouver toutes ces voluptés. »

XI

D'après Mohammed, le fondateur de la religion islamique, Dieu a créé les hommes « d'une goutte de son sperme ». Puis il nous révèle le drame de la naissance des principes masculin et féminin, actif et passif :

« Le principe masculin s'appela d'abord Aïsh et le principe féminin Aïscha.

« Mais, en se dédoublant, Adam, devenu Aïsh,

sous la suggestion des premières ivresses et des joies parfumées et enivrantes du paradis éthéré, vit qu'Aïscha était belle ; grisé par sa beauté, il la prit sous lui, et, guidé par ce qu'il croyait dans son immense orgueil une action divine, pratiqua le premier coït et engendra ainsi la grande famille humaine.

« Et ce fut à l'occasion de ce grand fait qu'Adam appela la femme qui avait été tirée de son sang Eva, c'est-à-dire la mère du genre humain.

« Et Adam vit que le coït était bon, car, tout en procurant à l'homme et à la femme d'ineffables jouissances, il faisait de l'homme, principe actif, un créateur, un exécuteur de la volonté engendrante de Dieu.

« Il vit aussi que le coït était la base de toute la création, le principe qui devait en assurer la perpétuité et la conservation[1]... »

Il ajoute plus loin :

« ... Si nous considérons la puissance du fait dont l'accomplissement reconstitue l'unité en faisant fusionner la femme et l'homme, nous serons bien obligés de conclure que c'est là l'acte le plus important de tous ceux qui se passent sur la terre pour la glorification du Dieu puissant qui créa par une éjaculation de sa volonté, l'homme, les animaux, les végétaux, les minéraux et leur grande matrice à tous[2]. »

Les docteurs et les saints de l'Islam sont loin de considérer la copulation comme un acte contraire aux lois de la piété et de la religion. On lit dans le

1. Paul de Régla : *El-Ktab*, p. 31.
2. *Id.*, p. 34.

Koran : « Va, prends pour femme une vierge que tu caresses et qui te caresse. Ne te mets pas en coït avant de t'animer par des caresses. » Le Prophète dit encore : « Les femmes sont votre champ, cultivez-le de la manière que vous l'entendrez, ayant fait auparavant quelque acte de piété. Craignez Dieu et sachez qu'un jour vous serez en sa présence[1]. »

« La copulation est, ô hommes, le plus grand et le plus saint des cantiques, s'écrie l'auteur d'*El-Ktab*, — la plus noble aspiration de l'homme et de sa compagne vers l'unité primitive et les béatitudes paradisiaques. C'est encore comme le hennissement du coursier vers la tente où il doit trouver l'aliment gagné par une longue course, l'eau fraîche dont le murmure est une joie suprême et le repos bienfaisant qui, en délassant ses membres, lui donnera une vigueur nouvelle pour l'étape du lendemain[2]. »

Le même théologien insiste souvent sur le caractère grandiose et divin de l'ACTE. Ainsi, après avoir constaté que certains profanes n'y voient que la satisfaction brutale, animale pour ainsi dire, il se révolte contre cette idée : « Ils n'ont pas compris où ils n'ont pas vu que l'amour, c'est le *Fiat lux* du livre de Moïse ; la loi divine et la loi de la conservation à travers les espèces, les variétés, les continents, les mers, les mondes et les espaces ; l'acte *supernaturel* par excellence, une réminiscence paradisiaque ; le plus beau des cantiques adressé par la créature au créateur ; la raison d'être de la vie dans ses mani-

1. *Koran*, s. 223.
2. *El-Ktab*, p. 85.

festations à travers les êtres et les choses. Le *pourquoi* et le *comment* de toute la création[1] ! »

Ainsi le coït devient une forme de la prière et l'homme qui fait l'amour devient le collaborateur de Dieu. Semeur auguste et rayonnant, il continue l'œuvre de la création.

« O vous qui croyez, s'écrie le divin Kohdja Omer Aléby Abou Othman, coïtez donc selon les enseignements du Koran, coïtez avec l'esprit, avec votre âme élevée vers Dieu ; coïtez comme un créateur, comme un homme puissant en œuvres et en force, ayant conscience de ce qu'il fait et vous aurez ainsi une jouissance double, une éjaculation vigoureuse et des enfants sains et puissants.

« Faites du coït une œuvre divine, un acte de puissance créatrice, un devoir agréable auquel vous ferez participer vos femmes en partageant avec elles votre jouissance et votre noble félicité. »

En réalité, qui aime se dévoue, et le plaisir est sa récompense. L'amour est un dévouement complet, un sacrifice total de l'individu à l'espèce. La volupté n'est que le moyen dont l'espèce se sert pour arriver à ses fins, le voile qu'elle jette sur les yeux de l'individu pour le forcer à se sacrifier. L'espèce par l'illusion du plaisir pousse individuellement les individus au geste qui perpétue l'humanité. « L'attrait physique, dit Hugues Le Roux, est un piège que l'espèce tend à l'individu avec la volonté de le conduire à ses fins sans qu'il s'en doute[2]. » M. Joanny

1. *El-Ktab*, p. 156.
2. *Nos filles*, p. 68.

Roux reconnait aussi que « les manifestations sexuelles sont toujours contraires à nos intérêts individuels[1] ».

Non seulement Mohammed a permis et glorifié l'amour sur la terre, mais à ceux qui marchent dans les voies d'Allah, il a promis dans un autre monde :

> Les vierges au front ceint de roses éternelles,
> Dont les yeux sont plus clairs que nos soleils d'été,
> Et si doux qu'un regard tombé de leurs prunelles
> Enivrerait Yblis soumis et racheté[2].

Son paradis est peuplé de houris qui sans cesse multiplient, sous des caresses de flamme, l'ardeur sans déclin des sens et donnent aux élus le coït éternel.

XII

Le rabbi galiléen fut vraisemblablement un chaste. S'il se complaisait en la compagnie des sœurs Marthe et Marie, si d'autres femmes jeunes et belles eurent pour le Maître un sentiment des plus tendres, il est probable que l'affection que Jésus leur porta fut pure de tout alliage charnel. Aussi, plus tard, le christianisme condamne l'amour, regarde l'œuvre de chair comme une abomination et prêche la continence jusque dans le mariage. Les

1. *Psychologie de l'instinct sexuel*, p. 66.
2. Leconte de Lisle : *Poèmes tragiques*.

théologiens discutent gravement sur la question de savoir si l'on commet un péché en pratiquant l'acte conjugal mi-partie pour la reproduction de l'espèce, mi-partie pour le plaisir. Sylvius, entre autres, prétend que c'est un péché véniel de se livrer au plaisir qui résulte de l'acte pratiqué en vue de la génération, car ce plaisir-là, ayant sa source dans la corruption, est chose honteuse et propre à obscurcir la raison. Cependant Dominique, Sotto, Sanchez et d'autres enseignent, comme très probable, qu'il n'y a pas de péché dans ce cas. Le pape Innocent XI a condamné la volupté même dans le mariage.

Pour le R. D. René Louvel[1], l'acte conjugal n'est bon et honnête qu'autant qu'il est conforme à la raison naturelle et il est abusif lorsqu'on ne l'accomplit que pour la volupté qu'il procure, attendu que, selon l'ordre de la nature, le premier est une conséquence de l'acte et non l'acte une conséquence du plaisir.

« Il n'y a donc aucun mal, dit-il, à ce que les époux, s'accouplant pour engendrer des enfants, éprouvent la jouissance attachée à cet acte, pourvu qu'ils ne s'y complaisent pas trop; et il est bon d'en prévenir certaines épouses, qui poussent la chasteté au point de considérer cette sensation voluptueuse comme blâmable et qui se prêtent à cause de cela avec moins de facilité et d'empressement qu'elles ne le devraient aux désirs de leurs maris. Il faut donc

1. *Traité de chasteté*, chap. III, art. 1er.

leur démontrer que le plaisir de la copulation n'est pas plus mauvais que celui de la manducation et que l'un et l'autre ont été attachés par Dieu à ces deux actes nécessaires pour la conservation de l'individu et de l'espèce, afin que les hommes s'y livrent plus volontiers. »

Les casuistes indiquent[1] comment on doit pratiquer le coït pour ne pas tomber sous le coup de l'anathème et de la damnation.

L'époux, enseignent-ils, quand il se livre sur sa femme à des attouchements luxurieux, des baisers impudiques, des regards obscènes, pèche mortellement si, par cela même, il se met en péril d'éjaculer hors du vase légitime; mais, quand ces attouchements, ces baisers et ces regards tendent à l'acte conjugal, ils ne sont, le plus souvent, que péché véniel, à condition, toutefois, qu'ils ne dépassent pas une certaine mesure de licence honnête permise entre époux. En effet, quand une action est licite, les moyens mis en œuvre pour y arriver sont ordinairement licites aussi ; or le coït conjugal étant chose permise, les préludes du coït, à leur tour, doivent être naturellement permis. Telle est, entre autres, l'opinion de saint Antonin.

Le R. D. René Louvel[2] reconnaît également que les attouchements quelconques, regards, etc., qui sont jugés utiles et nécessaires pour provoquer les désirs et les satisfaire, sont parfaitement licites,

1. *Compendium abrégé alphabétique contenant la solution des principaux cas de conscience, suivant la doctrine des conciles et la décision des papes.*
2. *Loc. cit.*, chap. IV, art. 1er.

attendu que le but étant concédé, les moyens le sont également... On ne peut exiger des époux qu'ils se livrent instantanément à la copulation sans s'être donné ces témoignages naturels de leur amour.

Le R. P. Debreyne[1] fait des distinctions non moins subtiles à propos des baisers. Pour lui, les baisers, même honnêtes en apparence, mais motivés par la passion, donnés ou reçus entre grandes personnes du même sexe ou de sexe différent, sont des péchés mortels, surtout lorsqu'on s'y complait longuement et qu'on les recherche avec ardeur. Il ajoute qu'on ne peut excuser du péché mortel le baiser de bouche à bouche, s'il se prolonge avec délectation et surtout s'il est accompagné de l'introduction de la langue, comme dit Billuart; s'il se prolonge avec une vive délectation ou qu'il se répète plusieurs fois en mordillant et suçant les lèvres, ou s'il est *colombinum* en mettant sa langue dans la bouche de l'autre ; fait de cette sorte, même par jeu ou légèreté, ou même pour prouver l'amitié, ce baiser semble influer gravement sur la commotion charnelle, et, par conséquent, ne peut être excusé de péché mortel. C'est aussi l'avis de saint Liguori. De même, si les baisers sont faits sur des parties insolites, comme la poitrine, etc., on doit les regarder comme libidineux, ou, au moins, comme entraînant un grand danger de libertinage et, par conséquent, comme péchés mortels.

Voilà à quelles aberrations érotiques la négation

1. *Mœchialogie*, chap. II.

d'une grande loi du monde a amené les pères de l'Eglise. « Spectacle en conscience diabolique et démoniaque, dit Michelet[1], de voir ces rabbi, ces docteurs, ces évêques, ces pères, presser, tordre ces impuretés, et, d'une bouche effroyablement grimaçante, dire solennellement les mots de l'oreiller, les plus secrets aveux d'une fille éperdue de la furie d'amour, qui ne se contient plus. » Et, devant l'érotisme monstrueux des textes, l'illustre écrivain, comparant certains pères de l'Eglise aux adeptes les plus pervers et dévoyés de la Kabbale, ajoute : « Ils osent, à la grande Ame, la mer des mondes, offrir ce bel hymen (leur œuvre) un tel lit nuptial d'aiguilles et de silex. Ils prétendent (insolents) la posséder, cette éternelle amante ! Ils entonnent le chant d'amour sur leur aigre psaltérion. Quel chant !... Ceci est plus fort. Ce cas pathologique fera l'étonnement de l'avenir. Ils sont si loin de la nature, si dévoyés d'esprit, que tous, juifs et chrétiens, pour une chose si grave et redoutable (à faire pâlir les anges, un mariage avec Dieu !) ils choisissent le chant de luxure, le chant des voluptés morbides, abandonnées, de la Syrie. »

M. P. de Régla[2] remarque de même qu'en faisant un péché de l'acte le plus naturel du monde, en voulant par trop idéaliser le principe matériel de l'engendrement, l'Eglise s'est montrée peut-être plus érotique dans le sens mystique du mot que ne le fut le paganisme en donnant pour formule au principe de la génération le symbole, tout naturel, de

1. *Bible de l'humanité*, p. 386.
2. *El Ktab*, append. II, p. 262.

l'organe viril du mâle. En frappant d'anathème la nature dans ses manifestations normales, cette église, dont nous avons tiré la civilisation chrétienne, n'a fait que transformer et étendre ce que nous appelons la prostitution. Elle a rendu illégal ce qui est légal, et parsemé de temples dédiés à la Vénus mercenaire les pays où elle a dominé sans contrainte, avec une autorité absolue.

« Sous ces foudres, dit encore P. de Régla, les cérémonies naturelles des anciens se sont réfugiées dans l'ombre des lupanars modernes; ce qui était naturel, et ce qui était un acte absolument humain, s'est transformé en un vice honteux, donnant naissance à toutes les pratiques coupables qui constituent la prostitution proprement dite.

« En quittant le grand jour, le culte du Phallus a perdu son éclat symbolique pour devenir la lampe huileuse et nauséabonde qui éclaire les turpitudes humaines. La belle Vénus des anciens est devenue la petite madone que l'on trouve encore à la tête des couches ithyphalliques des prostituées de l'Italie méridionale et de l'Espagne.

« Ce n'est plus à Vénus ou à Priape que les déesses faciles demandent la prospérité, les plaisirs et la fortune, c'est à la reine moderne des cieux, à la reine chrétienne, à la vierge Marie. »

Sans parler du culte du saint Prépuce qui continue les Phallophories païennes, il n'est pas douteux, pour qui connaît la connexion intime qui existe entre le sentiment religieux et le sentiment érotique, que cette passion si éthérée pour la vierge de quelques jeunes prêtres et même de graves théologiens ne représente une effusion spéciale de l'érotomanie et que ce ne soit l'amour ardent de la femme qui ait dicté les écrits de ces célibataires. Ils l'appellent l'Eve nouvelle, la Porte auguste de la grâce, par laquelle le Sauveur est entré une première fois et par laquelle il entrera de nouveau au dernier jour. Elle est la Bienheureuse, la Reine du ciel célébrée par les neuf chœurs des anges, la mère de la belle dilection, le Trésor du Seigneur. Elle est encore une fontaine, un vase d'élection que le Saint-Esprit a scellé, un sanctuaire où la Très-Sainte Trinité se repose, la cité de Dieu, le Trône de Dieu, le Temple de Dieu, le monde de Dieu. Ils la comparent à un paradis terrestre fait de terre vierge, avec des parterres de fleurs vertueuses, des prairies vertes d'espérance, des tours imprenables de force, des maisons charmantes de confiance. « Cette venue de la femme dans le ciel jaloux et cruel de l'ancien Testament, cette figure de blancheur, mise au pied de la Trinité redoutable, est pour eux la grâce même de la religion, ce qui les console de l'épouvante de la foi, leur refuge d'hommes perdus au milieu des mystères du dogme [1] ».

Un certain chevalier de Cademberg, ancien élève de Polytechnique, a raconté, dans un livre intitulé *Le monde spirituel et la science chrétienne*, ses rapports avec un incube ayant pris la figure de la Vierge. C'est un des rares documents qui existent sur ce genre de folie érotico-mystique.

1. Zola, *La faute de l'abbé Mouret*, l. 1, XIV.

XIII

Le christianisme, en rejetant l'amour, ouvrait toutes grandes les portes à la magie, car la rédemption est fondée sur la chute de l'homme, et cette chute a eu pour cause une intervention miraculeuse du diable qui, dès le paradis terrestre, a commencé sa tâche funeste dont il n'a cessé de poursuivre l'exécution à travers les âges. L'Ecriture sainte nous montre les démons se répandant par légions dans le monde pour gâter l'œuvre de Dieu, changer le bien en mal, répandre les fléaux de tous genres, assiéger l'homme de tentations, le pousser à l'erreur et au crime et par ses habiles machinations entraîner dans l'abîme infernal la majeure partie du genre humain.

« Pendant longtemps, dit Morin[1], le christianisme a grandi démesurément le rôle du génie du mal et en a fait un rival de Dieu. L'Eglise a admis, de plus, que certains hommes, en faisant des pactes avec les démons, participent à leur puissance, peuvent troubler l'ordre de la nature, déchaîner les tempêtes, répandre la stérilité dans les campagnes, agir à distance sur leurs semblables pour les frapper d'une multitude de maux et même lancer la mort. Ce sont les sorciers, dont l'existence et les attributs sont attestés par une foule de canons et de monu-

1. *Le prêtre et le sorcier*, p. 205.

ments ecclésiastiques et par le jugement des plus grands docteurs... »

Nous verrons, dans les chapitres suivants, le rôle joué par Satan dans les cérémonies du sabat et de la messe noire, et dans les hallucinations obscènes des incubes et des succubes.

Le christianisme prêche la continence et la chasteté. Pour arriver à cette perfection il faut refouler les désirs, vaincre et mâter la chair. Ce fut là l'origine d'extravagances cruelles dont l'érotisme n'était pas toujours banni. Il existe, en effet, une incontestable affinité entre la religion, la cruauté et la volupté. « Le sens religieux et le sens sexuel, dit R. von Krafft-Ebing, arrivés au maximum de leur développement, présentent des similitudes en ce qui concerne le quantum et la nature de l'excitation; ils peuvent donc se substituer dans certaines conditions. Tous deux peuvent dégénérer en cruauté, si les conditions pathologiques nécessaires existent[1]. »

Origène et Léonce d'Antioche se rendirent volontairement eunuques. Ils eurent des sectateurs et des imitateurs. Tels sont encore de nos jours les skopzis qui apparurent et se répandirent en Russie.

Sous les règnes de Catherine II et d'Alexandre Ier, c'est par la castration qu'ils affirmèrent l'individualité de leur secte. Dans les premiers temps, l'opération consistait dans la destruction des testicules par le fer rouge, ce qui fit appeler la mutilation baptême du feu. Plus tard, on l'adoucit et on fit l'amputation à

1. *Psychopathia sexualis*, trad. franç. de E. Laurent et S. Csapo, p. 13.

l'aide d'un couteau ou d'un rasoir après avoir lié fortement le scrotum. Cette mutilation n'est point encore l'idéal des Skopzis ; ils l'appellent des noms modestes de : premier cachet, petit cachet, premier blanchissage, première purification, monture du cheval tacheté. Lorsque la castration se fait à l'âge adulte, l'érection persiste, pendant quelque temps du moins, et les victimes ne perdent pas complètement la faculté de pécher ; c'est pour cela qu'ils eurent l'idée d'extraire aussi la verge, ce qui s'appelle : baptême complet, second cachet ou cachet impérial, monture du cheval blanc. Les femmes qui font partie de la secte sont misérablement mutilées ; elles se coupent, s'arrachent, se brûlent le bout des seins ou s'enlèvent les glandes mammaires. D'autres fois aussi elles se coupent une partie des petites lèvres seules ou avec le clitoris ou bien elles amputent la partie supérieure des grandes et des petites lèvres et tout le clitoris [1].

Une des coutumes religieuses des Skopzis est, dit-on, de mutiler, pendant la nuit qui précède Pâques, une jeune fille de quinze à seize ans qui est dès lors regardée comme sacrée. On lui enlève un des seins que les assistants mangent pieusement : puis la jeune victime est mise sur l'autel ; les fidèles dansent et chantent frénétiquement tout autour ; les lumières sont alors éteintes et il se passe des scènes indicibles.

1. V. à ce sujet, P. Mantegazza : *l'Amour dans l'humanité*, p. 140 et suiv.

XIV

Les cours d'amour du moyen âge furent une réaction contre les rigueurs du christianisme. Leur chevalerie, s'il faut en croire J. de la Porte du Théil, associait l'amour aux idées et aux pratiques de la dévotion. Un troubadour du XIIIe siècle dit qu'il brûle des cierges et fait dire des messes pour le succès de son amour. Cette adaptation de la religion aux desiderata amoureux se prolongea fort avant, car nous la retrouvons en usage à la cour de Henri III, si nous en croyons le même auteur. « Durant le règne de Henri III, dit-il, les hommes portaient dans leurs heures, sous la figure de la Vierge, le portrait de celle qu'ils aimaient et les femmes avaient le portrait de leurs amants sous la figure de Jésus-Christ ou de quelque saint. »

Le savant Fauriel fait nettement ressortir que, loin de ne juger qu'une vulgaire querelle poétique, les cours d'amour entraient dans les intérêts les plus intimes et les plus passionnés de la vie ; elles avaient pour objet de régler entre les deux sexes les relations les plus délicates et agissaient par là sur la partie la plus élevée de la société. Dans son ouvrage *De arte amatoria et reprobatione amoris*, André le Chapelain fait une description du Palais de l'Amour, où les amants demeureront éternellement dans l'autre vie, dans un paradis, un purgatoire ou un enfer, suivant leur conduite amoureuse ici-bas.

Dans leur confusion du christianisme, les cours d'amour étaient, avant tout, une réhabilitation de l'amour. Du temps de Charles VII, c'étaient des sortes de réunions ou sociétés galantes, dont le but était de représenter la cour du dieu ou de la déesse d'amour. Une poésie de Froissart intitulée *Paradis d'Amour* fait allusion à la véritable cour d'amour. Mal accueilli par sa maîtresse, il s'endort désespéré, mais, en songe, il voit deux gentes dames qui le réconfortent et le conduisent devant le dieu, siégeant en grande compagnie de belles dames, damoiselles et de beaux damoisaus « vêtus de verd ». Froissart récite au dieu un lai dont celui-ci fut si satisfait qu'il lui promit son assistance. A peine, en effet, revit-il sa belle, qu'elle s'adoucit, daigna écouter une ballade et lui donna à baiser un chapeau de marguerites, muet consentement à son amour, lorsqu'il s'éveilla soudain.

XIV

A propos des diverses manifestations symboliques de l'amour à travers l'évolution des âges, M. Paul de Régla dit fort justement : « Comme aux jours du passé, comme au temps de l'ancien paganisme, la divinité qui préside à la reproduction de l'espèce humaine, véritable miracle de toutes les époques, mérite et possède le culte le plus vif et le plus dévot.

« L'amour mène ce monde comme il a conduit l'ancien.

« Salué roi des cieux par les acclamations de nos ancêtres, il en est resté l'âme et la vie. S'il ne brille plus dans l'Olympe mythologique, ses flammes, devenues chrétiennes, animent encore toutes nos conceptions et toutes nos actions.

« Comme au temps passé, il est le roi des cieux et du monde.

« Représentée sous la forme d'un enfant aux ailes diaphanes, sous celle de l'organe viril du mâle, ou sous celle d'un cœur humain traversé par une flèche, l'idée est restée la même. Elle féconde toujours le symbolisme aux formes diverses de la grande loi de la procréation, de la vie et de l'amour universel[1]. »

C'est pour ces différentes raisons qu'il nous a paru intéressant de résumer, au début de cette étude, le rôle immense qu'a joué l'amour dans les religions. Cela était indispensable pour la compréhension des chapitres qui vont suivre.

1. *El-Ktab*, appendice II, p. 257.

CHAPITRE III

L'AMOUR ET LES ANGES

I. Les anges amoureux de la femme. — II. Le Dévakhan des théosophes. — III. Les mauvais anges. Les nymphes, les sylphes, les ondines, etc.

I

Les anges ont joué un rôle considérable en amour. D'après le livre apocryphe d'Hénoch, des anges prenant la forme humaine auraient eu commerce avec des femmes et des filles des hommes. Cette opinion était si bien accréditée dans les premiers siècles de l'Eglise que des hommes comme saint Justin, Athénagore, Lactance, Tertullien rapportèrent le fait comme avéré.

En somme, rien de plus logique, car, ainsi que le fait remarquer M. Bizouard[1] « l'accouplement des dieux avec les femmes était si généralement admis, comme on sait, qu'on leur attribuait la naissance de certains personnages de l'antiquité et les hommes les plus judicieux des siècles postérieurs ne savaient qu'en penser ».

1. *Des rapports de l'homme avec le démon*, t. Ier, p. 145.

4*

Saint Augustin lui-même n'ose pas se prononcer contre ces faits, et saint Thomas d'Aquin reconnait que « l'ange est un être spirituel ; quoique incorporel par rapport à nous, il semble être corporel relativement à Dieu. Les anges prennent quelquefois un corps pour converser familièrement avec l'homme ; il n'est uni à eux ni comme à un moteur ni comme à une forme, c'est de l'air condensé par une vertu divine. Ils semblent marcher, agir, parler comme l'homme vivant bien que cela ne soit pas. »

II

La théosophie a de même conçu une sorte d'amour pur et angélique, qu'elle réserve à ses adeptes lorsqu'ils seront arrivés dans l'état de Devakhan.

« Le Devakhan, dit Jules Lermina[1], est un état transitoire, de repos, en quelque sorte, d'où la monade individuelle repart après un temps plus ou moins long pour se réincarner de nouveau et continuer, parachever, s'il est possible, l'œuvre de sa purification, de sa libération absolue jusqu'à ce qu'elle rentre enfin dans le Nirvànâ, où, redevenue identique au principe spirituel lui-même, elle est définitivement absorbée en lui. »

C'est, en quelque sorte, un état intermédiaire entre le purgatoire et le paradis de Mahomet. La *Revue*

1. *Magie pratique*, p. 227.

théosophique nous dit comme on y comprend l'amour : « Si l'état dévakhanique est incompatible avec les sensations et les goûts purement sensuels de la dernière personnalité, il ne s'ensuit pas que les seules pensées et les seules aspirations d'un caractère métaphysique persistent dans cet état nouveau.

« Loin de là. Toutes les sensations produites sur un plan supérieur trouvent en Devakhan leur sphère de développement. Tout ce que nous avons rêvé, pourvu que notre rêve soit élevé et légitime, s'y trouve réalisé. Tous ceux que nous avons aimé de l'amour le plus tendre et le plus passionné sont là près de nous et ne nous quittent plus. »

J. Lermina [1] corrobore cette opinion en termes plus précis et plus nets encore : « Devakhan, dit-il, l'amour, cette puissance créatrice, place l'image aimée en face de l'amant qui désire sa présence et cette image est toujours là, prête à répondre au moindre appel pour combler les désirs de l'être aimant. Seulement, il ne peut y avoir rien là qui ressemble à une union corporelle, un corps matériel ou Mayavi-Rupa, corps d'illusion, étant aussi invisible aux sens spirituels que le corps spirituel l'est aux sens physiques. Si de deux êtres s'étant aimés, l'un reste vivant sur la terre et ne peut avoir qu'en rêve le sentiment de ses relations avec l'être envolé, bien qu'au réveil il devienne la plupart du temps inconscient de ses relations, l'être dévakhanique, lui, conservera toujours et sans interruption le sen-

1. *Loc. cit.*, p. 230.

timent et les joies de la possession spirituelle de l'être aimé, puisqu'il n'aura à subir à aucun instant la séparation qu'imposent les liens du corps à celui sur qui ils pèsent durant cette vie terrestre. »

III

La Kabbale accorde aussi un rôle important aux anges, et on y trouve la liste des soixante-douze anges à l'aide desquels l'homme peut s'élever au-dessus du terre-à-terre et accomplir des prodiges. Chacun de ces anges a ses attributions et se trouve spécialement attaché à l'une des sept planètes ou à l'un des points cardinaux de l'univers. Ils ont leur étoile, leur nombre, leur jour, leur parfum. Les anges de Vénus, ceux qui sont les divins messagers d'amour sont : Aniel et Anaël qui résident à l'Occident. L'esprit de Vénus, esprit d'essence angélique, se nomme Hægit et réside, lui, à l'Orient. Le vendredi étant de tradition le jour consacré à la reine des amours, les anges de ce jour sont naturellement propices aux amoureux. Les voici : Anaël, déjà nommé ayant, sous ses ordres Rachiel et Sachiel ; l'ange « régnant à l'air » le même jour est Sarabotes, roi, car il y a une hiérarchie parmi les anges comme parmi les démons ; Sarabotes a pour ministres : Amabiel, Aba, Abalidot et Flaef. A côté des bons anges, il y a dans le monde des Elémentaux de mauvais anges qui ne sont pas classés parmi les démons : de ce nombre fait partie Isheth Zénunin, l'ange de la prostitution, et femme de Samael, ange du poison et de la mort.

La Kabbale admet encore quatre esprits élémenmentaires correspondant aux quatre éléments : les sylphes pour l'air, les salamandres pour le feu, les ondines pour l'eau, les gnomes pour la terre.

Aussi le moyen âge peuple les forêts et les campagnes d'anges, de sylphes, de fées, d'elfes, de péris. On les retrouve avec les mêmes penchants amoureux qu'on a signalés chez les dieux des Grecs et des Latins, chez les Dusiens des Gaules, chez les femmes champêtres dont parle Bourchard au XIe siècle, lesquelles prennent un corps, se livrent avec les mortels à d'amoureux ébats, puis disparaissent.

Paracels ne craint pas d'écrire : « Non seulement on a vu des nymphes : on leur a parlé, on a même copulé avec elles. »

Le *Dictionnaire infernal* rapporte l'aventure d'un jeune seigneur de Bavière inconsolable de la mort de sa femme. Une sylphide prit la figure de la défunte et s'alla présenter au jeune homme, disant que Dieu l'avait ressuscitée pour le consoler de son extrême affliction. Ils vécurent ensemble pendant plusieurs années, mais, comme elle se conduisait mal, elle disparut un jour.

Saint Augustin[1] est absolument convaincu de l'existence de ces êtres. « De plus, dit-il, comme c'est une chose publique et que plusieurs ont expérimentée ou apprise de ceux dont la foi ne peut être

1. *Œuvres*, l. XV, c. 23.

suspecte que les sylvains, les satyres et les faunes qu'on appelle ordinairement incubes, ont souvent tourmenté les femmes et contenté leurs passions avec elles, et que beaucoup de gens d'honneur assurent que quelques démons nommés Dusiens par les Gaulois tentent et exécutent tous les jours ces impuretés, de sorte qu'il y aurait impudence à le nier : je n'oserais déterminer ni dire s'il y a quelques esprits revêtus d'un corps d'air qui soient capables d'avoir commerce avec les femmes. Je ne pense pas néanmoins, conclut-il, — le théologien reprenant le dessus, — que les saints anges aient pu tomber dans ces faiblesses, quoiqu'ils aient pris quelquefois un corps, de sorte qu'ils ont été vus et touchés. »

Pendant tout le moyen âge, la poétique Germanie fut peuplée d'elfes, d'aulnes et d'ondines, esprits amoureux qui tourmentaient les humains. Michelet[1] a très bien compris et expliqué ce besoin d'amour et de surnaturel dont fut angoissée l'humanité pendant les affres et les ténèbres du moyen âge. « Le désir du pauvre serf, dit-il, de respirer, de se reposer, de trouver un trésor qui finira ses misères... plus souvent par une noble aspiration, ce trésor est aussi une âme, un trésor d'amour qui sommeille. Une passion très réelle, très sincère, et là-dessous l'amour malheureux, sans espoir, que souvent la nature cruelle mit entre les pauvres âmes de condition trop différente, la douleur de la paysanne de ne pouvoir se faire belle pour être aimée du chevalier, les soupirs étouffés

1. *La Sorcière*, p. 55.

du serf, quand le long de son sillon, il voit sur un cheval blanc passer un trop charmant éclair, la belle, l'adorée châtelaine. C'est comme dans l'Orient, l'idylle mélancolique des impossibles amours de la Rose et du Rossignol ! »

CHAPITRE IV

SATAN ET L'AMOUR

SATANISME ET DÉMONOLATRIE

I. Les démons et les mauvais esprits dans l'antiquité — II. Les démons et la goétie. Puissance des démons. — III. Satan consolateur des hommes au moyen âge. Le culte du démon : satanisme.

I

Plotin, après avoir constaté dans les *Ennéades* que les astres connaissent nos vœux, constate que les démons ont de la mémoire, des sens et sont susceptibles d'être charmés; ce sont ceux-là qui se rapprochent des hommes. M. Berthelot, dans ses études sur les papyrus grecs magiques, confirme cette hypothèse ou, pour mieux dire, cette attitude. Saint Cyprien[1] dit de son côté : « Il y a des esprits malins et vagabonds qui ont gâté toute la beauté de leur naissance par les souillures du monde. Ces misérables, après avoir perdu les avantages de leur nature et s'être plongés dans les vices, tâchent pour se consoler d'y précipiter les autres. » Bodin[2] spécifie plus nettement leur pouvoir : « Tous les Hébreux de-

1. *De la vanité des idoles.*
2. *Démonologie*, l. II, ch. 1er, p. 59.

meurent d'accord, dit-il, que le diable par la permission de Dieu a grand pouvoir sur les parties génitales et sur la concupiscence. »

Wierius et les autres démonomanes qui voient dans Jupiter, dans Vulcain, dans Apollon et dans les autres divinités du paganisme autant de compagnons de Satan, disent fort sérieusement que Pan est et a toujours été le prince des démons incubes ou qui couchent avec les femmes ; Lilith, le prince ou la princesse des démons succubes ou qui couchent avec les hommes.

II

Si, pour parvenir à ses buts la théurgie invoque les anges, la goétie fait appel aux démons, et les maîtres de l'art occulte, au moyen âge, affirment même que c'est à ces uniques intermédiaires qu'il fallait avoir recours dans toutes les opérations magiques.

Pour que l'opération réussise, il faut, d'après Louandre[1], les nommer tous et c'est là que l'embarras commence, car il est fort difficile, à cause du nombre, de connaître tous les sujets de ce que les démonographes appellent la monarchie infernale, laquelle se compose : 1° de Belzébuth, empereur de toutes les légions diaboliques ; 2° de sept rois qui sont : Bael, Pursen, Byleth, Paymon, Bélial, Asmodée, Zapan, lesquels règnent aux quatre points cardi-

1. *Sorcellerie*, p. 37.

naux; 3° de vingt-trois ducs, de dix comtes, de onze présidents et de quelques centaines de chevaliers; 4° de 6.666 légions formées chacune de 6.666 diables, soit pour le tout 44.435.556 diables.

Dans de semblables conditions on voit le temps matériel que demandait la moindre opération magique et les innombrables chances de non-réussite, puisqu'une seule omission dans l'énumération précitée suffisait à annuler tout ce qui avait été accompli précédemment. C'est pour obvier à cet inconvenient que les anciens cabalistes avaient créé les grimoires dont nous parlerons en leur temps.

En ce qui concerne les démons et leurs attributions, on trouvera les renseignements les plus curieux et les plus détaillés dans le *Dictionnaire infernal* de M. Collin de Plancy. Si cet auteur ne donne pas entière énumération des fameuses milices, on en comprendra aisément le pourquoi, car, comme dit le *Dragon-Rouge* : « Quoiqu'il y ait encore des millions d'esprits qui sont subordonnés à ceux nommés ci-devant, il est très inutile de les nommer, à cause que l'on ne s'en sert que quand il plait aux esprits supérieurs de les faire travailler à leur place. »

Cependant, nous donnerons les noms des principaux hauts personnages des milices infernales dont le pouvoir en amour a été reconnu par les « compétences de l'occultisme » et le protocole des enfers.

Les grands chefs, les empereurs, Lucifer et Belzébuth, et le grand-duc Astaroth ont naturellement la toute-puissance sans acception d'aucune spécialité. Sous leurs ordres Satanachi, grand général, a les délicates et enviables fonctions de soumettre à lui toutes les femmes et toutes les filles et d'en faire ce qu'il souhaite ; il a pour messagers spéciaux Pruslas, Aamon et Barbatos, parmi les dix-huit esprits supérieurs.

Parmi les esprits inférieurs qui lui sont soumis, mentionnons Sidragasum, qui a le pouvoir de « faire danser les femmes mondaines ».

Quelle est la puissance des démons?

Les théologiens sont unanimes à reconnaitre qu'elle est très grande. Et ils en donnent cette raison logique que, quoique chassés du ciel, ils ont conservé dans leur exil leur caractère d'êtres privilégiés et n'ont « rien perdu de la puissance inhérente à leur nature angélique, suivant l'ordre hiérarchique. »

Tertullien attribue aux anges rebelles livrés à l'amour des femmes l'invention des vaines sciences magiques, des ensorcellements et des enchantements. Il leur attribue encore la création des principaux artifices de la toilette. « Ce sont les anges rebelles, dit-il, qui ont fait connaitre aux hommes ces productions terrestres. Ensuite, le travail et l'industrie joints à leur rareté les ont rendus beaucoup plus précieuses par la folle passion de satisfaire le luxe des femmes. Néanmoins, selon le témoignage d'Hénoch, Dieu a condamné à des ténèbres éternelles les mauvais anges pour avoir montré ces matières dangereuses, je veux dire l'or, l'argent, avec les ouvrages qu'on en fait et pour avoir enseigné surtout l'art de colorer le visage et les étoffes dont on s'habille[1] ».

1. *Sur l'ornement des femmes*, pr. X.

III

Ce qui, au moyen âge, gagna tant de cœurs à Satan, ce fut le côté si humain de son mystérieux culte opposé à la farouche et impitoyable dureté du dogme catholique. Avec ce dernier la mort devient la séparation éternelle, sauf pour les rares élus. Pour les autres, c'est l'enfer et ses éternelles tortures. Quelle consolation pour une mère affligée, pour une veuve au désespoir que cette abominable perspective du cher mort, effroyablement puni sans espoir de grâce ni de pardon, de cette séparation définitive, absolue. A ces affligées, lui, Satan, le roi des morts, donne l'espérance de revoir ceux qu'ils ont aimés.

Michelet raconte l'histoire d'une veuve éplorée allant se jeter aux pieds de la toute-puissante évocatrice et la suppliant de lui faire revoir encore un moment, fût-ce au prix de la vie, celui qu'elle pleure. Alors la prêtresse du maudit la relève, et lui dit :

« — Retourne à ta maison ; fermes-en bien la porte. Ferme encore le volet au voisin curieux. Tu quitteras le deuil et tu mettras tes habits de noce, son couvert à la table ; mais il ne viendra pas. Tu tireras du coffre le dernier habit qu'il porta, le baiseras. Et tu diras alors : « Tant pis pour toi si tu ne viens. » Et, sans retard, buvant ce vin amer mais de profond sommeil, tu coucheras la mariée... Alors sans nul doute il viendra[1]. »

Et Michelet qui la veut heureuse, nous raconte qu'elle a réussi, que le bien-aimé lui a promis de revenir toutes les nuits du dimanche si elle dort sans s'éveiller, et il conclut : « Bonheur qui n'est pas sans péril. Que serait-ce de l'imprudente si l'Église savait qu'elle n'est plus veuve, que, ressuscité par l'amour, l'esprit revient la consoler ? »

Il fut encore une autre cause, au moyen âge et au commencement de la Renaissance, qui entraina le peuple au culte de Satan. La déviation que subit alors le catholicisme, l'indignité de ses ministres, qui, en dépit de leurs serments de pauvreté, d'humilité, de chasteté, d'amour du prochain, ne révèrent que richesses accumulées, honneurs, paillardises, écrasement du pauvre, ne tardèrent pas à semer un sourd mécontentement parmi les peuples. Alors que les prêtres du haut de la chaire prêchaient la continence, les palais épiscopaux, les presbytères, les couvents, les abbayes devenaient de nocturne rendez-vous d'orgies. Le puissant pouvait impunément se livrer au viol, au rapt, aux pires excès contre nature, pourvu qu'il acquittât une taxe ou fût en bons termes avec les gens d'Eglise. Seul, le pauvre, le déshérité se voyait en butte à toutes les rigueurs des lois ecclésiastiques. Ecrasé par l'impôt, achevé par la dîme, il voyait encore bénir et absoudre le ravisseur de sa femme, le violateur de sa fille.

1. *La sorcière*, p. 104.

L'indignation bouillonna dans les âmes ; la haine se mit à fermenter. Puisque Dieu, par l'intermédiaire de ses représentants sur terre, se faisait le complice de toutes les exactions commises au préjudice du mécréant, le mécréant se soulèverait contre Dieu. Mais, à cette révolte comme à toute révolte que l'on veut faire aboutir, il fallait un chef, un chef indiscutable digne de lutter à armes égales contre l'Eternel. Et alors, les révoltés allèrent chercher le vaincu de la première lutte, le Prométhée de la mythologie chrétienne, l'archange déchu, Satan, pour le mettre à la tête de la guerre nouvelle entreprise contre le Très-Haut. Opposant religion à religion, ils décrétèrent le culte du Maudit, et, dans les assemblées secrètes tenues au fond des bois mystérieux, ils l'élurent souverain maître, opposant aux rites et aux cérémonies du christianisme abhorré les offices ironiques et insultants du sabbat et de la messe noire.

Ainsi, le satanisme est bien une religion, inspirée d'ailleurs de l'hérésie manichéenne qui, on se le rappelle, reconnaissait la lutte perpétuelle des principes du Bien et du Mal, le Dieu de Lumière et le Dieu de Ténèbres. « Le culte du Démon n'est pas plus insane que celui de Dieu : l'un purule et l'autre resplendit, voilà tout. Les affiliés du satanisme sont des mystiques d'un ordre immonde, mais ce sont des mystiques. Maintenant, il est fort probable que leurs élans vers l'au-delà du mal coïncident avec des tribulations enragées des sens, car la luxure est la goutte-mère du démonisme[1]. »

1. J.-K. Huysmans, *Là-bas*, p. 361.

Telle est l'idée qui guide le choix des sectateurs du Très-Bas. La plupart du temps, en effet, on n'a recours aux bons offices de Satan que pour se procurer les jouissances charnelles qui vous sont refusées soit par défaut de fortune, disgrâce physique ou contrainte du fait de ceux dont vous dépendez. Cette dernière raison est l'explication plausible du nombre de prêtres satanisants qui scandalisèrent l'église depuis le moyen âge.

Mais, pour être d'une logique rigoureuse; il faut conclure de ces faits que la première condition nécessaire, indispensable même, pour faire un parfait satanisant, est d'être un véritable catholique, un croyant dans toute l'acception du terme. Qu'importeraient à un athée ou à un bouddhiste ces profanations d'hosties, ces parodies sacrilèges du saint sacrifice? Quelle efficacité pourraient-ils reconnaître à ces mélanges toxico-religieux employés comme philtres ou comme maléfices par les maitres de l'art satanique?

Dans cette branche de l'occultisme comme dans les autres, les initiés répondront comme toujours aux sceptiques :

— Vous ne pouvez rien sans la foi.

Du reste, rien n'expose davantage aux tentations de l'occultisme et des amours maudites que l'excès des pratiques religieuses.

« — Du mysticisme exalté au Satanisme exaspéré il n'y a qu'un pas, explique Durtal, au sujet de Gilles de Rais, dans le roman si étrange et si observé de J.-K. Huysmans, *Là-bas* [1]. Dans l'au-delà, tout se

1. P. 73.

touche. Il a transporté la furie des prières dans le territoire des à Rebours; en cela, il fut poussé, déterminé, par cette troupe de prêtres sacrilèges, de manieurs de métaux et d'évocateurs de démons qui l'entouraient à Tiffauges...

« — De sorte que ce serait la Pucelle qui aurait décidé les forfaits de Gilles? demanda l'interlocuteur de Durtal.

« — Oui, jusqu'à un certain point, si l'on considère qu'elle attisa une âme sans mesure, prête à tout, aussi bien à des orgies de sainteté qu'à des outrances de crimes. »

Nous verrons, dans les chapitres suivants, à quelles aberrations érotico-mystiques le satanisme a conduit ses adeptes.

CHAPITRE V

SATAN ET L'AMOUR

INCUBES ET SUCCUBES

I. La possession diabolique. — II. Les incubes dans l'antiquité. Les approches de Satan. — III. Le succubat. — IV. L'incubat interprété par les médecins du XVIIe siècle.

I

Les Chaldéens croyaient à l'existence de génies insexués qui s'unissent aux humains dans leurs rêves, dévorent la chair et boivent le sang[1]. De même les Walkyries des Scandinaves, les Ephialtes des Grecs, les Dusiens des Gaulois copulaient avec l'homme[2]. William Smith[3] admet comme une doctrine de l'Ecriture que, dans l'idolâtrie, l'action des démons était réelle, Dieu en permettant l'exercice dans certaines limites.

De cette théorie à l'idée de la possession il n'y a qu'un pas : il fut vite franchi. Pour le R. P. Ventura[4], le démon peut s'emparer du cœur des

1. J. Menant, *Ninive et Babylone*, p. 271.
2. V. Leloyer, *Des spectres*, p. 200.
3. *Dictionnary of the Bibl.*, art. Démon.
4. *La raison philosophique et la raison catholique*, t. II, I.

5*

méchants; il en fait les organes de ses désirs, les satellites de sa domination, les ministres de sa volonté. Le R. P. de Bonniot[1] dit également que le démon use du cœur du méchant, comme si ce cœur était sa propriété, bien que rien de sensible ne trahisse ni son entrée ni sa sortie, ni même sa présence. Le corps possédé tombe alors à l'état de matière inerte, de chose abandonnée, d'épave.

Comme nous venons de le dire, Dieu, d'après les théologiens, permet dans une certaine limite, cela s'explique, que les personnes pieuses puissent être en butte aux persécutions de Satan. Ainsi la bienheureuse Angèle de Foligno avait affaire à des démons grossiers qui la battaient sans pitié, après lui avoir inspiré de mauvais désirs qu'ils ne parvenaient pas à utiliser au profit de leur damnable sensualité. « Non est in me membrum, disait-elle, quod non sit percussum, tortum et pœnatum a dœmonibus, et semper sum infirma, et semper stupefacta, et plena doloribus in omnibus membris vivis[2]. »

II

Ces préliminaires étaient nécessaires pour faire comprendre ce qu'étaient les incubes et les succubes.

Les dieux et les déesses de l'antiquité savaient se

1. *Le miracle et ses contrefaçons*, p. 86.
2. Martin del Rio, *Disquisitiones magiæ*, l. II, sect. 24.

faire à propos succubes et incubes. Jupiter se fit l'incube d'Alcmène et de Sémelé ; Thétis fut la succube de Pélée et Vénus la succube d'Anchize. Satan alors se faisait aigle ou cygne, cheval ou taureau, et même pluie d'or.

De même, s'il faut l'en croire, Brognoli qui a rapporté, en sa qualité d'exorciste, plusieurs faits de succubat et d'incubat, assure que le démon sait se transformer habilement en ange de lumière pour séduire et tromper les femmes. Mais, plus souvent, d'après les démonologues, le démon incube prenait la forme d'un petit homme noir et velu avec un membre énorme. Sa semence était froide et ses approches douloureuses. Comme Jupiter mué en taureau, Satan savait aussi prendre la forme de certains animaux. Il se trouva en un monastère du diocèse de Cologne un chien qu'on disait être un démon, qui levait les robes des religieuses pour en abuser. Pourtant Bodin qui rapporte le fait dit que « ce n'estait point un démon, mais un chien naturel ». Il ajoute qu'il se trouva à Toulouse une femme qui en abusa en cette sorte, et le chien devant tout le monde « la voulait forcer ».

En général, les femmes victimes des incubes éprouvaient une grande aversion pour leur tyran et pour elles-mêmes, se considérant comme souillées.

Une femme de Nantes avait commerce avec un démon qui la visitait toutes les nuits, lorsqu'elle était couchée avec son mari, sans que celui-ci s'en aperçût. Au bout de six ans, elle avoua tout à son confesseur et à son mari qui, pris de dégoût, l'abandonna. L'incube resta seul possesseur de sa victime. Lorsque saint Bernard passa à Nantes, cette femme lui demanda de la délivrer de l'obsession diabolique. Saint Bernard lui ordonna de faire le signe de la croix et de placer auprès d'elle, le soir, en se couchant, un bâton qu'il lui donna. Quand l'incube revint le soir pour usurper les droits du mari, il trouva le bâton de saint Bernard qui gardait le lit, il ne fit que se démener avec force menaces : il y avait une barrière insurmontable. Un exorcisme solennel, dans la cathédrale, en présence des évêques de Nantes et de Chartres, débarrassa complètement cette femme de son obsession.

On peut lire dans les *Acta sanctorum*[1] les forfaits d'un démon incube du nom de Napoléon qui tourmenta une femme pendant cinq ans. « Monacha de Sirico Garfagnæ a populo de supra, uxor Bonamici, quæ moratur in Ariana, quæ es propre Siseranæ, eodem die dixit, quod ipsa a quinque annis cita semper fuit gravata et vexata a duobus dæmonibus. Unus quorum nominatus Napoleo et alius Soldanus, qui fuerat de supra dicto loco : dicens quod infra ipsum tempus, ipsa diu noctuque gravabatur et vexabatur plurimum et inhoneste. »

Guibert de Nogent[2] raconte que sa mère, à cause de sa grande beauté, eut à subir les attaques des incubes. Pendant une nuit d'insomnie, « le démon, selon sa coutume d'assaillir les cœurs déchirés par la tristesse, » vint tout à coup s'offrir à ses yeux que

1. T. XI, p. 254.
2. *De vita sua*, liv. I, cap. XIII.

ne fermait pas le sommeil, et l'oppressa presque jusqu'à la mort d'un poids étouffant. La pauvre femme ne pouvait plus ni remuer, ni se plaindre, ni respirer; mais elle implorait intérieurement le secours divin, qui ne lui manqua pas. Son bon ange se tenait justement au chevet de son lit; il s'écria d'une voix douce et suppliante : « Sainte Marie, aidez-nous! » et il s'élança sur l'incube pour le forcer de quitter la chambre. Celui-ci se dressa sur ses pieds et voulut résister à cette attaque inattendue; mais l'ange le renversa sur le plancher avec un tel fracas que sa chute ébranla toute la maison. Les servantes en sursaut se réveillèrent et accoururent; elles trouvèrent leur maîtresse pâle, tremblante, qui leur apprit le danger qu'elle avait affronté et dont elle portait les marques.

Jean Bodin assista au procès d'une sorcière, nommée Jeanne Hervilliers, qui fut jugée à Ribemont en 1578. Cette femme raconta qu'elle avait été vouée au démon dès sa naissance. A douze ans, elle avait été déflorée par un démon invisible à tout autre qu'elle, et qui ne la quitta plus, même lorsqu'elle se maria. Soulignant cette déclaration, elle ajouta que, pendant trente ans, elle avait chaque nuit ouvert à cet incube le lit conjugal sans que son mari s'aperçût de rien.

Le conseiller Delancre, qui fut commissaire royal pour faire une enquête sur l'épidémie de démonomanes qui désola en 1609 le pays de Labourd (Basses-Pyrénées actuelles), et qui fit brûler plus de quatre-vingts malheureux en l'espace de quatre mois, assure que les démonomanes ont trouvé le moyen de « ravir les femmes d'entre les bras de leurs époux, et, faisant force et violences à ce saint et sacré lien du mariage, ils ont adultéré et joui d'elles en présence de leurs maris, lesquels, comme statues et spectateurs immobiles et déshonorés, voyaient ravir leur honneur sans pouvoir y mettre ordre ; la femme, muette, ensevelie dans un silence forcé, invoquant en vain son mari et l'appelant inutilement à son aide ; et le mari, charmé et sans aide lui-même, contraint de souffrir sa honte à yeux ouverts et à bras croisés. »

Les documents les plus authentiques en l'espèce, c'est-à-dire les témoignages obtenus au cours des procès de sorcellerie, donnent une piteuse idée de la galanterie et de la générosité du démon. Il est vrai que la plupart des victimes de ce dernier étaient plutôt peu engageantes et qu'un homme de goût ne concevrait guère quel sentiment pouvait pousser l'archange déchu, le superbe ennemi de Dieu, à se ravaler à ces amours baroques avec des vieilles parcheminées et flétries qui avouaient être les élues du Maudit. « Henriette Gillard (une peu délectable commère, au dire du bourreau qui lui fit subir l'examen des sorcières) confessa qu'elle eut commerce avec le démon de la même fasson que le mary avec sa femme, sauf qu'elle n'y trouva aulcugne délectation ny plaisir[1]. »

Pourtant, certaines femmes prenaient quelquefois

1. Alex. Tuetey, *La Sorcellerie au pays de Montbéliard*, p. 81.

goût au commerce avec Satan. Jean Wier raconte que, de son temps, une jeune religieuse, nommée Gertrude, âgée de quatorze ans, couchait toutes les nuits avec Satan en personne. Il s'était fait aimer d'elle à ce point qu'elle lui écrivait des lettres dans les termes les plus tendres et les plus passionnés.

Madeleine de La Croix, abbesse de Cordoue, passa longtemps pour une sainte. Les princes de l'Eglise, les ducs, les comtes, les savants, les religieux de tous ordres se recommandaient à ses prières. Elle finit cependant par avouer qu'elle était depuis près de quarante ans l'amante du démon et que c'était de lui qu'elle tenait tout ce qui la rendait un objet d'admiration pour ses contemporains. Elle raconta comment elle avait contracté mariage avec le démon, lui donnant en signe d'alliance deux doigts qui depuis restèrent atrophiés. Dès l'âge de douze ans, grâce à ce pacte, elle opérait des miracles et le démon prenait la forme des saints devant lesquels elle s'agenouillait. Elle ajouta que le démon qui lui servait d'incube prenait la forme d'un bel adolescent.

Jeanne Herviller de Verberie, près Compiègne, confessa que sa mère l'avait présentée au diable « en forme d'un grand homme noir et vestu de noir, botté, esperonné, avec une espée au costé et un cheval noir à la porte ». Jeanne avait alors douze ans et, depuis le jour de cette présentation, le diable coucha charnellement avec elle, « en la mesme sorte et manière que font les hommes avecque les femmes, hormis que la semence estoit froide. Cela continua tous les huit ou quinze jours, mesme icelle estant couchée près de son mary, sans qu'il s'en aperçut »[1]. Jeanne fut brûlée avec sa mère.

Pourtant Delancre[2] prétend que « le diable n'a guères accoustumé d'avoir accointance avec les vierges, parce qu'il ne pourrait commettre adultère avec elles : aussi il attend qu'elles soient mariées ».

III

Le succubat a toujours été plus rare que l'incubat. Il y a bien plus de diables que de diablesses. La cause en est peut-être que l'imagination de l'homme est moins dévergondée et plus difficile à dévoyer que celle de la femme.

Pourtant, d'après Balthazar Bekker[3], pendant cent trente ans qu'Adam s'abstint du commerce de sa femme, il vint vers lui des diablesses qui en devinrent grosses et qui accouchèrent de diables, d'esprits, de spectres nocturnes et de fantômes.

Pic de la Mirandole[4] dit qu'il a connu un vieillard de quatre-vingts ans qui avait couché la moitié de sa vie avec une diablesse et un autre de soixante-dix ans qui avait eu le même avantage.

Spranger rapporte également qu'un sorcier allemand copulait « devant sa femme et ses compagnons

1. V. Bodin, *Démonomanie*.
2. *Tableau de l'inconstance des mauvais anges et démons*, p. 218.
3. *Le monde enchanté*, t. I. p. 162.
4. *De promotione*.

qui le voyaient en cette action, sans voir la figure de la femme ».

Grégoire de Tours[1] raconte également qu'un saint évêque d'Auvergne, du nom d'Eparchius, fut sujet aux obsessions du démon. Une nuit, il s'éveille avec l'idée d'aller prier dans son église; il se lève pour s'y rendre ; il trouve la basilique éclairée d'une lumière infernale et toute remplie de démons qui commettent des abominations en face de l'autel; il voit, assis dans sa chaire épiscopale, Satan, en habits de femme, présidant à ces mystères d'iniquité. « Infâme courtisane! lui crie-t-il, tu ne te contentes pas d'infecter tout de tes profanations, tu viens souiller le siège consacré à Dieu en y posant ton corps dégoûtant. — Puisque tu me donnes le nom de courtisane, reprend le prince des démons, je te tendrai beaucoup d'embûches en t'enflammant d'amour pour les femmes. » Satan s'évanouit en fumée, mais il tint parole et fit éprouver à Eparchius toutes les tortures de la concupiscence charnelle.

Le bon saint Antoine fut soumis aux mêmes tentations et, malgré son âge avancé, Satan peuplait sa solitude d'images voluptueuses et d'un réalisme à faire rougir son estimable compagnon.

1. Livre II, chap. XXI.

IV

Dufour[1] assure que l'imagination a toujours été seule coupable de toutes les œuvres nocturnes qu'on impute au démon. On croyait que les ténèbres appartenaient aux esprits infernaux et que le sommeil des hommes se trouvait ainsi exposé à la malice des artisans du péché. C'est assurément cette croyance qui donna naissance aux incubes et aux succubes.

A une des dernières conférences du Bureau d'Adresse[1], présidé par le médecin Théophraste Renaudot, on traita cette question : le diable peut-il engendrer? Un médecin eut le courage de soutenir que les incubes n'étaient qu'un cauchemar, « un empeschement de la respiration, de la voix et du mouvement, avec oppression du corps qui nous représente, en dormant, quelque poids sur l'estomach ». Un autre orateur, un médecin également, soutint « qu'il n'y a rien de surnaturel dans l'incube, qui n'est qu'un symptôme de la faculté animale, accompagné de trois circonstances, savoir : la respiration empeschée, le mouvement lésé et une imagination voluptueuse ». Pour lui, tout cela n'est qu'une imagination voluptueuse « produite par l'abondance ou la qualité de la semence, laquelle, envoyant son

1. V. *Recueil général des questions traitées et conférence du Bureau d'Adresse*, Paris, 1656, 5 vol. in-8°.

espèce dans la phantaisie, elle se forme un objet agréable, remue la puissance motrice, et celle-ci la faculté expulstrice des vaisseaux spermatiques ».

De même, Alexandre de Tralles dit que l'incube « est passio in qua dormientes suffocari et ac dæmonibus opprimi videntur ». Enfin, pour de Saint André[1], médecin du roi, l'incube est le plus souvent « une chimère qui n'a pour fondement que le rêve, l'imagination blessée, et très souvent l'imagination des femmes... L'artifice n'a pas moins de part à l'histoire des incubes : une femme, une fille, une dévote de nom débauchées, pour cacher leur crime, font passer leur amant pour un esprit incube qui les obsède... Il en est des esprits succubes comme des incubes, ils n'ont ordinairement d'autre fondement que le rêve et l'imagination blessée, et quelquefois l'artifice des hommes. Un homme qui a entendu parler de succube s'imagine, en dormant, voir les femmes les plus belles et avoir leur compagnie ».

Ces médecins firent preuve d'une singulière clairvoyance et le magistrat Delancre, avec sa suffisance imbécile, fait triste mine à côté d'eux. La magistrature a toujours été une caste d'esprits bornés et étroits, et les magistrats de nos jours ne diffèrent guère de ceux du moyen âge dont ils ont conservé l'esprit et le costume. Ils sont, au milieu de notre civilisation moderne, les spectres attardés du passé.

1. *Lettres au sujet de la magie, des maléfices et des sorciers.* In-12, Paris, 1725.

CHAPITRE VI

SATAN ET L'AMOUR

LE SABBAT

I. Comment on se rendait au sabbat. — II. Les cérémonies du sabbat. Le baise-cul de Satan.

I

Satan conviait quelquefois ses adorateurs aux cérémonies du sabbat. D'après P. Christian[1], ces assemblées n'étaient pas composées uniquement de misérables, de mendiants et de bandits. De hauts personnages masqués et déguisés payaient à beaux deniers leur admission. Les riches s'y mêlaient aux pauvres, les nobles aux gens de rien, la femme du château aux filles des chaumières. Les prêtres eux-mêmes ne s'abstenaient point et se laissaient donner le titre « d'évêques du sabbat ».

La plupart du temps, le sabbat ne fut qu'une hallucination contagieuse, un extraordinaire cauchemar auquel le sorcier se préparait par l'absorp-

1. *Histoire de la magie.*

tion de certains breuvages et de drogues enivrantes. Il est certain cependant que des réunions secrètes dans les bois ou dans les cavernes servaient de préludes à ces visions et que l'on y couvait les désirs de malédiction et de luxure que l'ivresse des philtres se chargeait ensuite de réaliser en des rêves pareils à ceux des haschichiens et des fumeurs d'opium.

En effet, pour être transporté au sabbat, il fallait se frotter avec un onguent et absorber des breuvages que vendaient les sorciers, puis prononcer des paroles magiques dont les initiés avaient le secret.

Bodin raconte qu'un pauvre homme qui demeurait près de Loches, en Touraine, s'aperçut que sa femme découchait. Elle lui avoua qu'elle allait au sabbat et lui proposa de l'emmener. Ils se graissèrent tous deux avec un onguent magique et le diable les transporta dans les landes de Bordeaux. Le mari prit peur, se signa et invoqua le nom de Dieu. Aussitôt tout disparut, même la femme de cet apprenti sorcier, qui se « trouva tout nu, errant par les champs jusqu'au matin ».

Bodin raconte encore l'histoire d'une « demoiselle » qui était couchée à Lyon avec son amant. Elle se lève tout doucement, se frotte d'onguent et est transportée. Le galant, qui a tout vu, se lève, se frotte à son tour, prononce les paroles magiques et est transporté. A la vue des diables et de leurs hideuses postures, il prend peur et recommande son âme à Dieu. Tout disparaît et notre homme se trouve nu dans la plaine.

Les mêmes faits sont affirmés dans les *Capitularia*

regum[1]. « Illud etiam, y est-il dit, non est amittendum quod quædam sceleratæ mulieres, retro post satanam conversæ, dæmonum illusionibus et phantasmatibus seductæ, credunt et profitentur se nocturnis horis, cum Diana, dea paganorum, vel cum Herodiade et innumera multitudine mulierum, equitare super quasdam bestias, et multarum terrarum spacia intempestæ noctis spatio pertransire, ejusque jussionibus velut domino obedire, et certis noctibus ad ejus servitium evocari. »

II

Que se passait-il pendant les nuits du sabbat ? On y célébrait la messe noire, licencieuse parodie du culte chrétien, et que nous décrirons dans le chapitre suivant.

A cet office blasphématoire, succédait un repas en plein air terminé par une ronde échevelée à travers les feux presque éteints ; et quand l'obscurité couvrait de nouveau la lande ou la clairière, l'audace d'un Pétrone ou d'un Juvénal n'eût osé raconter ce que voilaient ces ténèbres.

C'était tout ce que peut inventer dans le bizarre et le monstrueux l'érotisme d'esprits troublés : pratiques de stercoraires, actes de bestialité et de pédérastie[1].

1. Cap. XIII, *Recueil de Baluze*.
1. Voir Sylvestre Prierias, *De strigimagarum demonumque mirandis*.

Certains auteurs nous ont laissé quelques détails sur ces immondes cérémonies, où le souvenir des cultes antiques de Pan et de Priape se mêle par un singulier atavisme aux parodies des cérémonies catholiques.

Dès que les assistants sont arrivés à la clairière désignée, la fête commence. La doyenne du sabbat, une vieille ratatinée, ridée, cassée en deux, procède à l'appel, puis sort d'une cruche qu'elle a apportée un être informe qui grandit peu à peu et se dessine. C'est un bouc colossal, souvenir du bouc Mendès des mystères égyptiques. Mais ici il s'appelle « Maitre Léonard » et n'est autre que Satan lui-même. Il reçoit l'hommage de ses féaux qui viennent successivement lui baiser le derrière. Puis on lui amène la plus jeune et la plus jolie fille de l'assistance baptisée du fait « Reine du Sabbat ». Après quelques préliminaires, elle est étendue nue sur un autel préparé d'avance, tandis que les « fidèles », après avoir trempé leur main gauche dans une fosse où ils ont uriné, — (parodie du bénitier des églises) — font le signe de la croix à rebours. Alors, dans une sorte de nuée dont Satan entoure l'autel et la victime, s'accomplit le mystère d'amour impur, durant lequel sorciers et sorcières imitent de leur mieux l'exemple donné par le Maitre. Soudain, le rideau nuageux se déchire et, sur l'autel, chacun peut voir la reine du sabbat étendue la face contre terre, et sur sa croupe le démon pétrit la farine dont sera faite l'hostie diabolique, l'hostie « d'Infernale Iniquité », grâce à laquelle les communiants verront accroitre leur puissance maléfique. D'autres fois c'étaient des morceaux de navet, des rondelles de savate que le diable donnait à ses féaux en guise d'Eucharistie.

Actuellement, disent les auteurs, le sabbat ne se célèbre plus que dans des coins arriérés et sauvages, mais la messe noire a conservé beaucoup d'adeptes, surtout dans les villes, car les sorciers de campagne en ont abandonné la coutume par crainte. (Voir l'*Enquête sur le mysticisme* parue dans le *Journal* en 1893 sous la signature de M. Yvan Manouïloff.)

CHAPITRE VII

SATAN ET L'AMOUR

LA MESSE NOIRE

I. Le culte des Manichéens. — La messe noire au moyen âge. — II. Rédemption de la femme. — III. La messe noire au XVIIe siècle. — La Voisin, la Montespan et la marquise de Brinvilliers. — Les évêques de Satan. — IV. Les rites de la messe noire.

I

Déjà les Manichéens qui admettaient une lutte du principe du mal et du principe du bien avaient d'étranges cérémonies. D'après Psellus[1], ils goûtaient, au début de leurs cérémonies, les deux excréments et souillaient leurs hosties de semence humaine.

Plus tard, au moyen âge, apparut la messe noire. C'était alors, selon Michelet, une sorte de rédemption de l'Ève maudite par le christianisme. A la messe noire comme au sabbat, la femme remplit tout. Elle est le sacerdoce, elle est l'autel; elle est l'hostie dont tout le peuple communie. Le prêtre foule aux pieds la femme ; il réprouve tout commerce volup-

1. *De operatione dæmonum.*

tueux avec elle, il la condamne à l'éternelle souffrance que lui causent les troubles de ses organes sexuels et veut à tout prix lui imposer son masque sinistre d'austérité, son existence farouche de recluse. Satan la prend par la main, la relève de son humiliation, la glorifie, baise ses plaies et communie avec elle du sang de sa perpétuelle blessure, foulant aux pieds à son tour le Christ odieux créé de toutes pièces par les moines et les prêtres.

Alors la messe noire n'est plus un simple rendez-vous d'êtres lubriques, attirés là par un spectacle érotique et l'espoir d'une orgie finale. C'est la protestation du peuple opprimé, c'est le symbole de la délivrance espérée, la communion de révolte ! La femme qui se prètait au rôle d'autel n'était plus une vulgaire nymphomane, ivre de voluptés étranges, mais une illuminée, une véritable prophétesse risquant la mort et les tortures pour apporter aux serfs courbés sous le désespoir, l'espérance de temps meilleurs et l'hostie d'amour. Là, les amants férocement séparés par la volonté du baron, leur maitre, mêlaient leurs baisers et leurs larmes et maudissaient à la fois le maitre inexorable et le Dieu d'iniquité, au nom duquel on prélevait les dimes et parfois les prémisses des jeunes virginités.

Cette conception de la messe noire ne manque ni d'originalité ni de vraisemblance. Plus tard, pourtant, elle devint tout autre chose.

II

Ce fut surtout le grand siècle, le siècle de Louis XIV, qui vit le triomphe de la messe noire. Le Dr Legué nous a fait assister dans son ouvrage intitulé *Médecins et Empoisonneurs*, au défilé des dames de la cour du grand roi dans la petite rue Beauregard alors complètement isolée dans un quartier perdu aux portes de Paris. Elles se rendent chez la Voisin, la sinistre sorcière et empoisonneuse : « Toutes, dit-il, oui, toutes s'en vont demander des philtres pour la mort des époux détestés, pour envoulter des amants, pour prolonger une jeunesse que la débauche flétrit trop vite, pour tuer dans leurs entrailles le fruit d'un récent adultère et recommencer le lendemain des expéditions voluptueuses dans le domaine des amours illicites.

« On y voit les plus braves et les plus audacieuses qui tressaillent d'un involontaire effroi sous le mince lumignon d'une lampe fumeuse, en interrogeant leur destinée dans le marc de café, dans les cartes, dans les entrailles fumantes des bêtes éventrées, dans le miroir magique, sur un tableau noir où s'étaleront des signes bizarres à l'heure où il est reçu qu'on verra rougeoyer l'anneau solennel de Saturne[1]. »

L'auteur décrit l'arrivée de la Montespan dans l'antre de la Voisin.

1. *Loc. cit.*, p. 158.

Dans une des chambres de la maison, une sorte d'autel se trouve préparé, autel bizarre dont la table est représentée par un matelas étendu sur des tréteaux. L'orgueilleuse marquise n'hésite pas, elle se dévêt complètement avec l'aide de la fille de la Voisin et s'étend sur l'autel.

« Elle se coucha donc, dit le Dr Legué, sur cet autel étrange, les jambes pendantes d'un côté, de l'autre la tête appuyée sur un oreiller que soutenait une chaise renversée. L'abbé Guibourg plaça la croix sur la poitrine de la marquise, étendit une serviette sur le ventre et y déposa le calice, après quoi la cérémonie impie commença, Marguerite Voisin remplissant l'office de clerc.

« Aux différentes phases du sacrifice, lorsque le célébrant doit baiser l'autel, Guibourg baisait le corps de la marquise de Montespan[1]. »

Pourquoi cette orgueilleuse et fière Athénaïs dont les mémoires du temps rapportent l'arrogance et la hauteur, s'abaissait-elle à ce rôle abominable et se prêtait-elle docilement aux baisers baveux de ce prêtre septuagénaire ignoblement libidineux ? Pourquoi cette femme si délicate, si dégoûtée des moindres contacts roturiers se laissait-elle sans haut-le-cœur souiller du sang de l'innocente victime offerte à Satan ; car le hideux sacrificateur, égorgeant un nouveau-né acheté à quelque malheureuse, faisait tomber son sang dans le calice afin de le mêler aux hosties consacrées et de consommer le sacrilège

1. *Loc. cit.*, p. 185.

définitif qui assurerait à ceux qui prenaient part à cette cérémonie les bonnes grâces du Maudit? Pourquoi? La formule que prononça l'officiant lorsque le sacrifice démoniaque fut achevé nous le dira :

« Je (ici les prénoms, nom, qualités de la Montespan) demande l'amitié du Roy et de Monseigneur le Dauphin et qu'elle me soit continuée; que la Reine soit stérile, que le Roy quitte son lit et sa table pour moy et mes parents; que mes serviteurs et domestiques lui soient agréables, ... que cette amitié redoublant plus que par le passé, le Roy quitte et ne regarde Fontanges et que la reine étant répudiée, je puisse épouser le Roy [1]. »

La quasi-réussite de la Montespan fit, comme bien on pense, une réclame énorme à la Voisin, car celle-ci ne fut certainement discrète que sur les détails qui pouvaient lui nuire. Malheureusement pour elle, l'affaire de la marquise de Brinvilliers attira les regards de la justice sur ces détails et la devineresse-empoisonneuse finit en place de Grève. Tout se sut, et la Montespan ne dut qu'à la toute-puissante protection du « Roy » de ne pas aller rejoindre la Voisin et la Brinvilliers devant la chambre ardente.

L'abbé Guibourg célébrait également la messe noire sur le ventre des dames du grand siècle, et, pour varier le sacrilège, disait un autre genre d'office appelé « la messe du sperme » durant lequel il fabriquait des pâtes conjuratoires en mélangeant le sperme aux ingrédients nécessaires à la fabrication

1. *Loc. cit.*, p. 189.

de l'hostie. « Les archives de la Bastille, écrit J.-K. Huysmans, nous apprennent qu'il agit de la sorte sur la demande d'une dame nommée la Des Œillettes. Cette femme qui était indisposée donna de son sang; l'homme qui l'accompagnait se retira dans la ruelle de la chambre où se passait la scène et Guibourg recueillit de sa semence dans le calice; puis il ajouta de la poudre de sang, de la farine, et, après des cérémonies sacrilèges, la Des Œillettes partit, emportant sa pâte. »

Le docteur Legué nous a restitué dans son livre une note de M. de la Reynie à Louvois sur l'abbé Guibourg, l'officiant des messes noires de la Voisin et dans cette courte note se trouve cette phrase typique sur ce triste individu: « Les messes dites sur le ventre et autrement, les consécrations et tout ce qu'on a désiré de plus impie et de son ministère ne lui ont jamais fait de peine. »

Parmi les ecclésiastiques de l'époque qui se distinguèrent particulièrement dans ce genre de sacerdoce, citons encore un certain abbé Tournet qui fut exécuté en place de Grève « pour impiétés et sacrilèges et avoir dit une messe sur le ventre d'une jeune fille alors âgée de quatorze à quinze ans, messe pendant laquelle il la connut charnellement. »

Un autre, l'abbé Beccarelli, distribuait, pendant la messe, des pastilles aphrodisiaques aux assistants. Après les avoir avalées, les hommes se croyaient changés en femmes, et les femmes en hommes. Le prêtre Benedictus qui cohabitait avec la démone Armellina, consacrait les hosties en les tenant la tête en bas. J.-K. Huysmans assure que des prêtres allaient « jusqu'à célébrer la messe avec de grandes hosties qu'ils coupent ensuite au milieu, après quoi ils les collent sur un parchemin arrangé de la même manière et ils s'en servent ensuite d'une façon abominable pour satisfaire leurs passions ».

III

Comme nous l'avons dit dans le précédent chapitre, les cérémonies de la messe noire se pratiquent encore de nos jours dans certains milieux.

Une revue de 1843, la *Voix de la septaine*, raconte que pendant vingt-cinq ans, à Agen, une association satanique ne cessa de célébrer des messes noires et pollua trois mille trois cent vingt hosties. En 1855, il existait également à Paris une association composée en majeure partie de femmes; ces femmes communiaient plusieurs fois par jour, gardaient les célestes espèces dans leur bouche, les recrachaient pour les lacérer ensuite ou les souiller par de dégoûtants contacts.

J. K. Huysmans à qui nous empruntons ces détails assure que l'on célèbre toujours la messe noire, et il nous fait assister à une de ces mystérieuses séances. Une assistance composée en majorité de détraquées, absolument comme dans les séances spirites, attend dans une ancienne chapelle la célébration de l'office infernal. Des parfums troublants brûlent, empestant l'atmosphère; le silence n'est troublé que par quelques chuchotements peureux. Sur l'autel, pareil aux autels ordinaires, se dresse « un Christ dérisoire, infâme. On lui avait relevé la tête, allongé le col et des plis peints aux joues muaient sa face douloureuse en une gueule tordue par un rire ignoble. Il était nu et à la place du linge qui ceignait ses flancs, l'immondice en émoi de l'homme émergeait d'un paquet de crin. Devant le tabernacle un calice couvert du pale était posé[1]. »

Devant cet autel, des enfants de chœur du troisième sexe viennent exhiber leurs déhanchements sous prétexte d'allumer les cierges ou de remuer les cassolettes à parfums où brûlent « de la rue, des feuilles de jusquiame et de datura, des solanées sèches et de la myrrhe ; ce sont des parfums agréables à Satan ».

Mais voici l'officiant, le prêtre maudit, le redoutable maitre de l'occultisme, le chanoine Docre. Tandis qu'il commence l'office, les enfants de chœur distribuent aux assistants des réchauds de cuivre et des encensoirs qui leur permettent de s'envelopper de fumée. Lorsque cette griserie opère, le prêtre interrompt sa parodie de la messe et prononce une invocation à Satan qui se rapproche des litanies au même dans les *Fleurs du mal*, de Baudelaire, et dont voici un passage typique : « Espoir des virilités, angoisse des matrices vides, Satan, tu ne demandes point les inutiles épreuves des reins chastes, tu ne vantes pas la démence des carêmes et des siestes ; toi seul

1. *Là-bas*, p. 369.

reçois les suppliques charnelles et les apostilles auprès des familles pauvres et cupides. Tu détermines la mère à vendre sa fille, à céder son fils, tu aides aux amours stériles et réprouvées. Tuteur des stridentes névroses, Tour de Plomb des hystéries, Vase ensanglanté des viols[1] ! »

A cette invocation qui se termine par un torrent d'injures jeté à la face du Christ, les femmes sont prises de crises hystériques et se roulent dans les convulsions les plus effrayantes pour finir par se ruer sur les hosties que l'officiant leur distribue après les avoir profanées.

1. *Loc. cit.*, p. 374.

CHAPITRE VIII

SATAN ET L'AMOUR

LE VAMPIRISME

Nous ne ferons qu'effleurer la question du vampirisme qui se rattache à la question du succubat et de l'incubat, dont elle est en quelque sorte une des branches.

Morts sortant des tombeaux pour aller se repaître de volupté et de sang, vierges arrachées à leur bière par le regret des jouissances terrestres, et qui reviennent dans les ténèbres chercher le fiancé de leur cœur, vivants épris d'un amour maudit pour les cadavres aux lèvres blanches, aux yeux fixes, tels furent de toute antiquité les héros légendaires du vampirisme.

Les boucovaques des Bulgares ne sont que les descendants des vampires scythes, des gholes arabes et des lamies grecques.

Un passage d'Hérodote, dans son chapitre des embaumements, nous prouve qu'à Thèbes et à Memphis, le vampirisme avait de tristes adeptes dans la corporation même qui devait avoir le plus de respect des morts. « Quant aux femmes de qualité, dit l'historien grec, lorsqu'elles sont mortes, on ne les remet pas sur-le-champ aux embaumeurs, non plus que celles qui sont belles et qui ont été en grande considération, mais seulement trois ou quatre jours après leur mort. On prend cette précaution de crainte que les embaumeurs n'abusent des corps qu'on leur confie. On raconte qu'on en prit un sur le fait avec une femme morte récemment et cela sur l'accusation d'un de ses camarades[1]. »

De nos jours, les annales judiciaires rapportent un certain nombre de cas de cette espèce, aggravés presque toujours de violation de sépulture. Le vampirisme actif du vivant au mort, qui est malheureusement une immonde réalité, relève plutôt des asiles d'aliénés que de l'occultisme.

Le vampirisme légendaire, dont le mort est le principal acteur, se rattache, nous l'avons déjà dit, à l'incubat.

Les légendes grecques, arabes, turques, romaines, sont pleines d'histoires de vampirisme. Chez ces peuples, le vampire était un article de foi.

Nous renvoyons ceux de nos lecteurs, que ces légendes, fort curieuses d'ailleurs, intéresseraient, au *Dictionnaire Infernal* de M. Collin de Plancy. Articles : Vampirisme, Philinion, Nadila, etc., ainsi qu'au *Mercure français* de mai 1693 et de février 1694.

Cependant, nous ne saurions quitter ce triste sujet sans consacrer quelques lignes aux théories de

1. *Hist.*, l. II, chap. LXXIX.

Görres sur le vampirisme. Dans le chapitre spécial de sa *Mystique*, cet auteur affirme avoir la conviction que, « puisque l'homme vivant peut communiquer à distance à un autre homme des émanations de sa propre vie, lesquelles sont salutaires ou pernicieuses, il pense aussi qu'un cadavre peut exercer lui-même une influence, car si un filet d'eau caché dans la terre agit à distance sur l'homme, il doit en être de même du cadavre et ceci explique le vampirisme ».

Notons, en passant, que cette citation établit la croyance du célèbre occultiste à la télépathie et à l'extériorisation de la sensibilité. Sa conception toute spéciale de la mort lui permet de donner une explication ingénieuse des phénomènes du vampirisme. M. Bizouard a très nettement analysé ce passage : « La vie végétale, selon Görres, dit-il, empêche le sang du mort de se coaguler. La rougeur des joues est comme une fleur de la mort que pousse un reste de vie... Quant à leur action sur les vivants, les vaisseaux capillaires du mort développent un surcroît d'énergie parce que la vie végétale qui semblait arrêtée y reparaît avec force ; mais le cadavre, s'étant mis en rapport avec sa victime, produit chez elle un effet contraire au sien comme l'aimant qui se donne dans le fer un pôle opposé.

« ... C'est une action nerveuse exercée à distance qui établit un rapport entre le vampire et le malade ; tant que le premier n'est pas décomposé, le virus qu'il conservait cherche un organisme en rapport harmonique avec lui pour lui communiquer sa propre contagion... De même que le métal enfoui et l'eau souterraine cherchent la lumière, celui qui vit de la vie végétale cherche sur la terre à remuer les liens qui lui sont chers. C'est le même rapport qu'entre magnétiseur et magnétisé ; alors, l'homme vivant se trouve possédé par le mort[1]. »

A quelle époque remonte la sinistre légende qui se forma autour de ces spectres avides de jouissances et de sang? A quelle cause attribuer la création de ces épouvantails des nuits ? S'il fallait en croire Jules Bois, le christianisme naissant en aurait été l'auteur inconscient et le propagateur, et cela, à la suite des luttes continuelles livrées entre les premiers Pères de l'Eglise et le démon.

« Les saints, surtout les premiers ascètes, dit l'auteur du *Satanisme et de la Magie*, furent harcelés par l'atmosphère des antiques courtisanes défuntes ; le vent de rut sortant des sépulcres entrouverts, fils de ce paganisme qui longtemps nous représenta Eros la torche à la main pour symboliser l'existence sous le soleil et la torche éteinte pour dire l'existence des ombres.

« La *Légende dorée* cite un prêtre qui, assailli par une femme nue, jeta sur elle une étole. Sous le vêtement sacré resta un cadavre que la fraude de Satan avait pour quelques heures ressuscité.

« En fait, cette lutte du vivant contre la mort amoureuse, lutte qui souvent se termine par des noces, date de l'avènement du Christ[2]. »

Bien que ces lignes contiennent une erreur évi-

1. *Rapports de l'homme avec le démon*, t. VI, p. 53.
2. Jules Bois, *loc. cit.* p. 261.

7

dente puisque des légendes antérieures au christianisme font mention des phénomènes du vampirisme, elles ont le mérite de nous exposer la conception chrétienne de ces phénomènes, conception qui les attribue à l'ennemi né du Christ, au démon qui va arracher à la tombe les pécheresses défuntes pour qu'elles aillent séduire et détourner de leurs devoirs sacrés les solitaires qui prient et les prêtres qui militent.

Il existe encore de nos jours quelques misérables détraqués qui trouvent de la saveur aux baisers glacés des mortes désensevelies. Nous l'avons dit, ils relèvent des médecins aliénistes. Quant au vampirisme, il est mort. Pourtant, il n'y a guère plus d'un siècle, le R. P. dom Augustin Calmet, prêtre bénédictin de la congrégation de Saint-Vannes et de Saint-Hidulphe, abbé de Sénones[1], écrivait un livre approuvé par la Sorbonne sur la réalité des vampires[2].

1. Abbaye de cent mille livres de rentes, assure Voltaire.
2. *Dissertation sur les apparitions des anges, des démons et des esprits, et sur les revenants et vampires*, Paris, 1746, in-12°.

CHAPITRE IX

LES ENVOÛTEMENTS

I. L'envoûtement d'amour dans l'antiquité. — II. L'envoûtement au moyen âge. — Le procès de l'évêque Guichard. — III. Formules d'envoûtement. — IV. L'envoûtement photographique. — V. Les formules modernes de l'envoûtement. — VI. Danger des pratiques de l'envoûtement. — VII. Le procès de Gaufridi. — VIII. Le procès d'Urbain Grandier.

I

Si l'envoûtement de haine s'est pratiqué de tout temps, il en a été de même de l'envoûtement d'amour, et, malgré l'extrême différence des buts, les moyens employés pour les atteindre sont, à peu de chose près, les mêmes.

Les poètes de l'antiquité nous ont conservé dans leurs poèmes d'amours les formules en usage dans ces sortes de conjurations. Sans doute, ils les ont embellies, ornées, enchâssées dans les gemmes merveilleuses de leurs vers, mais ils nous en ont gardé l'esprit avec le cérémonial qui les accompagnait.

« J'ai fait de lui deux poupées, dit la magicienne, l'une en argile, l'autre en cire.

« L'argile durcit au brasier que tu attises, Amaryllis, la cire fond au-dessus des mêmes flammes, qu'il en soit de même pour notre amour.

« Qu'il soit insensible à celles qui le tentent, qu'il soit tout ruisselant, tout faible dans mes bras.

« Bergeronnette magique, ramène-moi le bien-aimé. »

Cette tradition des poupées d'argile, de cire et d'autres substances, semble être universelle pour ces sortes de conjurations, conjurations d'amour, conjurations de haine. On la trouve dans l'antiquité assyrienne, égyptienne, grecque, latine. Elle s'est perpétuée durant le moyen âge, et de nos jours, on la retrouve dans les pays sauvages, en Malaisie, en Polynésie, à Bornéo.

La *Revue des Deux Mondes* de 1863 contient une relation de voyage dans laquelle il est question d'une sorcière de Bornéo qui aurait fait périr une jeune femme, sa rivale, en façonnant une image de cire qu'elle exposait chaque jour à l'action du feu. A mesure que l'effigie fondait, Lia, la condamnée, s'en allait en langueur [1].

Ibn-Khaldoun, secrétaire du roi de Grenade, raconte au cours de ses *Prolégomènes* les faits surprenants dont il fut témoin : « Nous avons vu de nos propres yeux un magicien fabriquer l'image d'une personne qu'il voulait ensorceler. Ces images se composent de choses dont les qualités ont un certain rapport avec les intentions et les projets de l'opéra-

1. De Rochas, *l'Envoûtement*, p. 6.

teur, et qui représentent symboliquement, dans le but d'unir et de désunir, les noms et qualités de celui qui doit être sa victime. »

II

Au moyen âge les occultistes faisaient grand usage de l'envoûtement, et souvent l'envoûtement de haine suivait l'envoûtement d'amour.

Un document très précieux nous met à même de voir la double opération magique s'opérer. C'est le compte rendu du procès de Guichard, évêque de Troyes, celui-là même que la rumeur publique avait appelé le « fils de l'incube ».

C'est une des figures les plus étranges du XIVe siècle que cet évêque avide de richesses, pillard, vicieux et magicien militant. D'une naissance douteuse, puisqu'on alla jusqu'à l'attribuer au démon, le jeune Guichard fut élevé dans une demeure hantée par les spectres, — comme il en fera lui-même l'aveu — nous le verrons plus loin. On se demande comment un jeune homme pouvait, sous de pareils auspices, se préparer dignement au sacerdoce et pourquoi les siens le tournèrent vers l'état ecclésiastique. C'est que le moine et le prêtre étaient à l'époque les plus puissants, et que cette carrière conduisait rapidement à la fortune et aux honneurs.

Guichard monta vite aux premières dignités. En

quelques années, il parvenait à conquérir la crosse abbatiale et devenait titulaire d'un des plus riches domaines ecclésiastiques de la Champagne. La rumeur publique prétendait bien qu'il avait hâté la fin de ses prédécesseurs par le poison, mais le jeune prélat était si adroit diplomate, si insinuant, que ces sourdes accusations ne l'empêchèrent pas de gagner la protection de sa très haute suzeraine Jeanne de Champagne, reine de Navarre. Bientôt, celle-ci épousait Philippe le Bel et devenait reine de France. Grâce à l'appui de la souveraine, Guichard parvint au poste extraordinairement envié de conseiller du roi, et, devenant de ce chef un des ecclésiastiques les plus en vue de sa province, il s'imposa logiquement aux suffrages des chanoines, lorsqu'il fut question de nommer un successeur à l'évêque de Troyes décédé. Des mœurs déplorables, un choix peu scrupuleux dans les moyens de s'enrichir, des abus de pouvoir révoltants appelèrent sur le nouvel évêque l'attention de l'autorité suprême. Cependant, il eût pu tenir tête à ses supérieurs et à ses ennemis si une brouille n'était survenue entre lui et la reine — les reines, devrions-nous dire plus exactement, car la mère de Jeanne, la reine douairière Blanche, prit véhémentement les intérêts de sa fille et fit tant que le roi le chassa de son conseil. Par une coïncidence bizarre, les deux reines moururent, tandis qu'on dirigeait une enquête contre les abus de l'évêque incriminé. La voix publique s'éleva contre Guichard et l'accusation effroyable d'envoûtement courut la province. C'était la fin. On se saisit de l'évêque et on l'écroua à Paris, dans une des tours du Louvre, comme criminel d'Etat.

Ce procès a ceci de très curieux, qu'il se fit presque en même temps que celui des Templiers.

Dans un mémoire lu le 9 mai 1817 à l'Académie des Inscriptions et Belles-Lettres, le comte Boissy d'Anglas a fait l'historique de cette cause célèbre. C'est à ce mémoire publié dans les annales de la savante institution que nous empruntons les détails qui suivent.

Entre autres accusations fort graves, l'évêque Guichard était inculpé d'avoir fait périr par le moyen d'opérations magiques, Jeanne, comtesse de Champagne, reine de France et de Navarre, femme du roi Philippe le Bel, après avoir vainement essayé de se faire aimer d'elle.

Malgré les dénégations de l'accusé, de nombreux témoignages vinrent le confondre, entre autres ceux d'un ermite jacobin et d'une sorcière, sa complice, femme « inspiritée », dit le texte ancien.

Le bon ermite, assez peu orthodoxe, semble-t-il, déclara que Guichard était venu en son ermitage de Saint-Flavy, qu'il avait appelé à son aide une sorcière à laquelle il avait demandé les moyens de se faire aimer de la reine. A cette question, la spécialiste ayant répondu qu'elle n'y pouvait rien, l'envoûtement de la reine fut décidé, accompli selon les rites, si bien qu'elle mourut.

Comparaissant à son tour devant les juges, la sorcière répondit « que l'évêque l'envoya chercher et lui demanda si elle pouvait le faire aimer de la reine et avoir contentement avec elle, ce à quoi elle répondit non; qu'il fit alors venir le jacobin et lui dit qu'elle ne savait rien ; que le jacobin lui répondit qu'il fallait lire le grimoire; que l'évêque le prit et le lut et qu'aussitôt il apparut un diable auquel le jacobin parla d'une manière assez familière et lui demanda comment l'évêque pourrait avoir contentement avec la reine, mais qu'elle n'entendit pas la réponse; qu'elle sait bien qu'il y a des moyens de se faire aimer d'une femme et d'en user à sa volonté malgré elle; qu'elle connait plusieurs de ces moyens qui sont immanquables, mais qu'elle n'a pas voulu les dire à l'évêque... »

Ce procès qui met en lumière les étranges mœurs de l'époque, qui nous montre les ermites que l'on s'était généralement figuré sous d'autres couleurs, frayant avec les sorciers, causant familièrement aux diables, apportant leur concours, prêtant leur ermitage, cette retraite considérée comme sainte, à l'œuvre maléfique de l'envoûtement, est certainement une des pages les plus curieuses de l'histoire de la sorcellerie. Il met en scène des personnages du haut et du bas de l'échelle sociale, depuis le très haut et le très puissant prince de l'Eglise jusqu'à la sorcière légendaire. Et, curieuse coïncidence avec l'hypothèse émise par Michelet, cette femme avoue qu'elle connait les moyens de suggérer l'amour, mais qu'elle n'a pas voulu les dire à l'évêque : revanche du faible sur le puissant, de l'opprimé sur l'oppresseur.

Nous trouvons, au cours de l'interrogatoire, un

passage qui mérite d'être rapporté. L'accusé, interrogé relativement à la dénomination de « fils de l'incube » qui lui était restée, répondit « sur le fait des incubes, qu'à la vérité la maison de son père en était remplie pendant son enfance, mais que cela ne prouvait rien contre sa légitimité. »

III

Au moyen âge, ce n'était pas toujours une vulgaire poupée qui servait aux envoûtements. Les *Archives de la Bastille* nous ont légué notamment une formule toute spéciale employée par la sinistre Brinvilliers et que voici :

« Jetez dans le feu un fagot avec de l'encens et de l'alun et prononcez ces paroles : Fagot, je te brûle, c'est le cœur, le corps, le sang, l'entendement, le mouvement, l'esprit de X (homme ou femme). Qu'il ne puisse demeurer en repos jusqu'en la moelle de ses os, rester en place, parler, monter à cheval, boire et manger avant qu'il ne soit venu accomplir mon désir. »

En résumé, la conjuration reste à peu près la même, mais il n'est plus besoin de portrait ni d'effigie, un vulgaire fagot suffit. Seulement, ce que la formule ne nous dit pas et ce qu'on peut supposer, c'est qu'au préalable, le fagot avait fait l'objet d'opérations magiques et sacrilèges destinées à le douer de la personnalité et surtout de la sensibilité du sujet. Il est certain qu'une parodie du baptême, célébrée par un de ces prêtres maudits familiers des messes noires, avait précédé la mise au feu des objets désignés. Au cours de cette dérisoire cérémonie, le fagot voué aux flammes avait reçu le nom de la personne visée par l'enchantement, et il est hors de doute que des parcelles de ses cheveux ou de ses vêtements avaient été placées parmi les brindilles et les morceaux de bois qui le formaient. Ce baptême constituait, en effet, alors, une des conditions indispensables à la bonne réussite de l'envoûtement.

IV

De nos jours le progrès s'est manifesté jusque dans les procédés d'envoûtement. Point n'est besoin de se donner la peine de faire une effigie ou d'avoir recours au sacrilège et ridicule baptême du fagot. Une photographie de la future victime suffit.

La théorie de l'envoûtement par le moyen du portrait de la personne n'est pas nouvelle d'ailleurs. Elle date de Paracelse, ce qui lui donne un âge respectable. Le célèbre occultiste est le père de la loi occulte constatant qu'une portion de la sensibilité du sujet se fixe par rayonnement dans l'image qu'on en fait sur un objet quelconque. Frapper un mur, crever une toile sur lesquels se trouvent des portraits, c'est, d'après Paracelse, faire subir aux personnes qu'elles représentent le contre-coup de ces mauvais traitements.

Cette théorie a été reprise depuis par de nombreux chercheurs, notamment par le colonel de Rochas et Jules Lermina. Ce dernier, dans sa nouvelle intitulée *l'Envoûteur*, étudie et développe ingénieusement une précédente hypothèse de Balzac, d'après laquelle toute personne soumise à la photographie abandonne à la plaque qui reçoit son image une partie de sa sensibilité.

Instinctivement les envoûteurs du XIXe siècle ont eu l'intuition de cette théorie. Aussi, les jolies théâtreuses et les ténors en vogue dont les portraits s'étalent aux vitrines, les hommes politiques, les littérateurs, les artistes célèbres, les athlètes, les souverains, les jockeys sont-ils chaque nuit en effigies photographiques l'objet d'opérations magiques dont ils ne se doutent pas.

V

Jules Bois divise les envoûtements d'amour en trois classes.

La première se rattache au rite des Grecs et des Romains, tel que nous l'ont transmis Théocrite et Virgile, faisant usage de la poupée de cire et du chant. Dans la seconde classe, on influence les mets solides ou liquides : fruits, viandes, boissons diverses. Dans la troisième on emploie les philtres, c'est-à-dire la plupart du temps des aphrodisiaques, des herbes, des talismans.

Nous avons précédemment parlé des premiers avec assez de développement pour n'y plus revenir.

Le second est, paraît-il, des plus efficaces. Parmi les aliments, les fruits sont les véhicules les plus usités et parmi les fruits la pomme. La pomme, l'objet de la convoitise de notre mère Eve, « provocateur de gourmandise », serait aussi un merveilleux interprète d'amour, ce qu'en matière d'électricité on nomme un bon conducteur.

Voici en quels termes l'auteur du *Satanisme* nous initie aux propriétés érotiques de ce fruit et à la façon de l'employer.

« La clavicule exhorte afin que ce fruit soit souverain à le parfumer et à l'asperger avant de le cueillir. Il faut ensuite dire sur lui :

« O Dieu qui avez fait Adam et Eve des quatre éléments, de même qu'Eve communiqua vraiment à Adam le mal et l'a fait pécher, de même vraiment qui mangera de ce fruit fera toujours ma volonté[1]. »

A défaut de pommes, on pouvait se servir d'autres aliments sur lesquels on prononçait la formule exécratoire suivante rapportée par Jules Bois :

« En quelque partie du monde que vous soyez et de quelque nom que vous vous appeliez, je vous conjure, Démons qui avez la puissance de bouleverser le cœur des hommes et des femmes, par celui qui vous créa et qui peut vous détruire, cette nuit

1. Jules Bois, *loc. cit.*, p. 354.

venez sur ces nourritures et sans retard influencez-les autant qu'il convient afin qu'elles aient la vertu de forcer l'homme et la femme que je voudrai à mon amour. »

Cet étrange *benedicite* servait sans doute de prélude aux orgies des débauchés du moyen âge, et plus d'un séducteur au pourpoint cerise le prononça sur une collation préparée d'avance au sortir d'une consultation chez le Florentin Ruggieri, avant d'en venir, en désespoir de cause, à l'envoûtement de la troisième série, par les philtres, les amulettes et les talismans.

Mentionnons encore l'emploi plus poétique de l'encre de sympathie. Cette encre dont l'action était réputée infaillible et qui s'appelait aussi encre d'amour se composait de cendres de lettres d'amour, de poudre d'aimant et de lait de femme. Pour ne redouter aucun échec, le message magique devait être écrit sur du parchemin vierge dont le *Dictionnaire infernal* donne la recette exacte et détaillée. Ce parchemin, en somme, est fait de la peau d'un animal mort sans avoir jamais accompli l'œuvre de chair. Après avoir subi les opérations du rituel, il est bon pour recevoir l'écriture sympathique, mais il faut qu'il ne soit vu d'aucune femme (sauf la destinataire bien entendu) pour conserver sa vertu.

VI

De nos jours, on ne croit plus guère à l'efficacité des envoûtements. Il arrive bien plus souvent que, par une sorte de choc en retour, l'envoûteur devient l'envoûté. « Qu'il prenne garde, dit J. Bois[1], celui qui veut se faire aimer à tout prix comme celui qui veut détruire à tout prix. L'explosion passionnée tant désirée pourrait bien n'éclater qu'en lui. A force de presser l'image de celle qu'il veut sienne, il s'expose à en devenir possédé au lieu d'en être possesseur ; il descendra jusqu'en les cryptes de son cœur ce feu qu'il attisa contre elle et auquel lui-même il s'incendie. »

VII

Aux temps passés ces pratiques eurent souvent des conséquences tragiques pour ceux qui les mettaient en œuvre ou qu'on soupçonnait simplement d'en avoir usé. Nous nous bornerons à rapporter brièvement deux procès qui furent deux drames : celui de Gaufridi et celui d'Urbain Grandier.

Un prêtre de l'église des Accoules, à Marseille,

1. *Loc. cit.*, p. 304.

Louis Gaufridi, se faisait remarquer par une conduite exemplaire et toutes les apparences de la vertu, lorsqu'un événement bizarre amena son arrestation soudaine, à la diligence de l'inquisition. Ce fut un véritable coup de foudre dans la ville où Gaufridi était aussi aimé qu'estimé. Quel motif pouvait provoquer une semblable mesure à son égard? La stupéfaction fut générale, lorsqu'on apprit que ce saint homme était formellement accusé par les Ursulines d'Aix de les avoir débauchées, vouées au démon et d'être un des plus fervents adeptes du satanisme. L'opinion publique s'éleva contre une telle calomnie et, de l'avis de tous, Gaufridi allait être promptement relaxé des poursuites. Il n'en fut rien. Mis en présence de Madeleine de Mandol et de Louise Capel, ses accusatrices, l'inculpé protesta de son innocence; mais, bientôt accablé sans doute par les injures que ces hystériques lui jetaient à la face, il se troubla, s'enferra dans ses réponses et fut reconduit dans son cachot où deux exorcistes entreprirent de le faire parler.

On sait quelle habileté nos agents de la sûreté déploient lorsqu'il s'agit d'arracher à un malfaiteur l'aveu de son crime et le nom de ses complices. Les moines inquisiteurs ne leur auraient cédé en rien. Le malheureux succomba à leurs manœuvres infernales, son cerveau, déjà affaibli par la détention et le chagrin, éclata sous la pression de leurs obsédantes questions. Il demanda à être conduit devant les conseillers instructeurs et parla.

Il fallait tout l'aveuglement fanatique des inquisiteurs pour ne pas deviner que c'était un fou qui leur faisait les stupéfiantes révélations qu'ils entendirent.

Gaufridi raconta qu'à quatorze ans, ayant commencé la lecture d'un livre appartenant à son oncle, Lucifer lui était apparu et, contre un pacte dûment scellé entre eux, lui avait donné la puissance de séduire toutes les femmes par son simple souffle. Il dit que plus de mille femmes avaient été contaminées par ce souffle irrésistible. Il déclara que parmi ces femmes se trouvait la mère d'une de ses accusatrices, Madeleine de Mandol. Celle-ci, quoiqu'étant peut-être sa propre fille, avait reçu le souffle maudit et n'y avait pas plus résisté que les autres. Une passion insensée l'avait précipitée dans ses bras, et ils s'étaient livrés à toutes les débauches, soit au milieu des orgies du sabbat, soit dans le silence du cloître. Au sabbat, il avait reçu de Satan lui-même le titre de Prince des Magiciens.

Gaufridi fut condamné et brûlé en place publique. Quant à celles qui l'avaient fait condamner, elles traînèrent une existence misérable.

VIII

Urbain Grandier était le type du beau prêtre, du confesseur élégant, du prédicateur fougueux dont les femmes s'amourachent à première vue. Instruit, écrivain apprécié, pourvu par la protection des Jésuites de belles charges ecclésiastiques, le curé de Saint-

Pierre de Loudun eut un tort énorme, celui d'avoir trop haute conscience de sa valeur personnelle et de ne jamais plier devant qui que ce fût. On raconte qu'il avait eu des démêlés de préséance avec Richelieu, lorsque le futur *alter ego* de Louis XIII n'était encore que prieur de Coussai ; on ajoute que l'implacable homme d'Etat ne pardonna jamais à son rival d'alors d'avoir eu le pas sur lui à cette occasion et que ce fait ne fut pas étranger à la rigueur que lui témoignèrent plus tard ceux qui le condamnèrent. Quoi qu'il en soit, ce détail suffit à dépeindre l'homme.

Le bruit de ses bonnes fortunes emplissait la province. Il ne les niait pas, poussant l'impudence jusqu'à ne point se cacher d'une liaison amoureuse qui devait contribuer un jour à sa perte définitive.

Cette réputation devait nécessairement, en raison surtout du caractère dont Grandier était revêtu, franchir les murs des Ursulines de Loudun. Elle les franchit d'autant plus rapidement que la candidature du curé de Saint-Pierre fut mise en avant lorsqu'il avait été question de remplacer le confesseur de ces religieuses. Celles-ci ne furent pas sans connaître les concurrents, sans discuter leurs chances, sans accorder plus d'attention à la coqueluche des dames de la ville qu'à ses adversaires, quel que fût leur mérite respectif. Chose bien naturelle, les recluses subirent l'attraction générale, elles souhaitèrent d'avoir pour confesseur ce prêtre séduisant, elles appelèrent de tous leurs vœux son élection et ce fut pour elles une cruelle désillusion quand elles apprirent qu'un autre avait ce poste. Peut-être est-ce là que gît la solution de l'énigme. A peine l'heureux rival de Grandier était-il dans la place que les phénomènes de possession commencèrent à se manifester. On ne saurait trop insister sur cette coïncidence. Exorcisées, les Ursulines jetèrent son nom en pâture à la haine de ses ennemis.

On a voulu voir dans cet aveu l'œuvre du confesseur en titre, l'abbé Mignon, adversaire acharné de Grandier. Pour justifier cette hypothèse, on a fait ressortir un point évidemment obscur, Mignon ayant exorcisé ses ouailles pendant quinze jours avant d'appeler des témoins. Cela n'est que trop vrai. Mais, à notre avis, il fut déjà assez odieusement coupable en profitant du cri du cœur des amoureuses d'Urbain pour qu'on ne le charge pas d'un méfait qu'il n'eût peut-être pas osé accomplir de lui-même.

Le couvent était épris de Grandier et, en prenant possession de son office, le nouveau confesseur se retrouva en face de son ennemi : celui-ci se dressait brusquement entre son influence et ces âmes qu'il devait diriger. C'est alors qu'une infernale pensée germa en lui. Le prêtre Gaufridi venait d'expier sur le bûcher les dérèglements et la débauche dont l'avaient accusé des religieuses perverties. Mignon, éclairé par la haine, vit tout de suite le parti que l'on pouvait tirer du rapprochement de ces deux affaires. Il fit remarquer traîtreusement la coïncidence aux autorités judiciaires, qui rejetèrent d'abord cette calomnie.

Cependant, l'affaire prenait de sérieuses proportions. La supérieure exorcisée accusait formellement le curé de Saint-Pierre de l'avoir livrée au démon à l'aide d'un pacte diabolique. Une telle accusation devenait plus que dangereuse. Grandier s'émut à raison, et, après diverses péripéties, il s'adressa à son chef suprême, l'archevêque de Bordeaux. L'éminent prélat voyageait alors dans le Poitou. Il s'intéressa à la cause d'Urbain, se renseigna et vit promptement la réalité des choses : des femmes folles, un rival haineux, des « prêtres » prêts à toutes les machinations les plus odieuses pour perdre un collègue orgueilleux, trop ouvertement aimé des femmes, enfin des pères et des maris exaspérés contre un séducteur dont le caractère sacré protégeait les audaces.

L'archevêque conseilla à Grandier de s'éloigner et de fuire ses ennemis. Mais celui-ci, retenu dans le pays par une liaison amoureuse, ne tint pas compte de ces conseils. Il resta. De plus, innocenté par son chef hiérarchique, il eut, comme toujours, le triomphe insolent. Grave imprudence. Comme l'avait prévu l'archevêque, ses ennemis n'avaient pas désarmé. Une nouvelle instruction s'ouvrit, et, cette fois, l'évêque de Poitiers, circonvenu, ordonna la prise de corps du prévenu. Avec la liberté, celui-ci perdit toute chance de se défendre. Isolé du monde, mis au secret pour user d'une locution toute moderne, il ne connut rien de son procès que ce que ses ennemis voulurent bien lui en apprendre eux-mêmes ; c'est ainsi que, par un excès d'orgueil et d'imprudence, il se réveilla tout à coup au bord de l'abîme, trop tard pour tenter un retour offensif contre ceux qui allaient l'y précipiter. Une main de fer s'était abattue sur lui. Le plus terrible des pourvoyeurs d'échafauds, Laubardemont lui-même, travaillait à sa mort.

Quand elles s'aperçurent enfin que leurs accusations avaient perdu celui dont elles étaient folles, les Ursulines de Loudun eurent une révolte inattendue. Des rétractations spontanées se produisirent. *L'Extrait des preuves*, rédigé par Laubardemont lui-même, apporte la lumière sur ce point. « Il ne « faut pas oublier, dit ce document, que toutes ces « religieuses, en rendant leurs dépositions, à la pro- « nonciation du nom de Grandier, étaient surprises « de troubles et de convulsions, et à la confronta- « tion où les médecins ont été présents pour con- « naître ce qui se passerait de remarquable, elles ont « été très violemment agitées, ainsi que toutes les « séculières, qui se disaient aussi passionnées « d'amour pour l'accusé. »

Des dépositions reçues par le sinistre commissaire royal, il ressort nettement qu'un amour fou, irrésistible, épidémique s'empara de toutes ces malheureuses et que ce culte passionné avait Urbain Grandier pour objet.

Les religieuses racontèrent à leur aumônier qu'une branche de rosier ayant été jetée du dehors dans l'enceinte du monastère, toutes celles, parmi elles, qui eurent le malheur d'en flairer les roses, se trouvèrent en proie à des mouvements singuliers, saisies d'une affection passionnée pour Grandier;

elles s'en allaient dans divers endroits de leur maison, l'appelaient comme malgré elles.

Trois femmes de la ville déposèrent : la première que, un jour, après avoir reçu la communion de la main du curé de Saint-Pierre, qui la regarda fixement pendant cette action, elle fut soudainement prise d'un violent amour pour lui ; — la seconde que l'ayant rencontrée, il lui serra la main et lui inspira également une passion très forte pour lui par ce simple attouchement; — la troisième, qu'après l'avoir regardée à la porte de l'église des Carmes, où il entrait avec la procession, il lui fit ressentir un très grand trouble et des désirs amoureux. Toutes les trois assuraient qu'avant le moment où il leur donnait un tel amour de sa personne, elles n'avaient jamais eu d'inclination secrète pour lui, étant d'ailleurs vertueuses et en très bonne réputation.

Quatorze religieuses, dont huit étaient possédées, et six séculières, déposèrent également qu'elles avaient eu un amour déréglé pour le curé de Saint-Pierre. Les unes l'avaient vu, de jour et de nuit, dans le couvent, les sollicitant à son amour. Pendant l'espace de quatre mois, elles avaient été obsédées de ces visions qui ne pouvaient être que des rêves, puisqu'elles les avaient eues, pour la plupart, pendant qu'elles vaquaient à l'oraison [1].

Ainsi le désir de ces malheureuses s'est exalté jusqu'à l'hallucination, jusqu'à la sensation d'une

1. Voy. L. Figuier, *Hist. du merveilleux*, t. I, p. 162.

possession réelle par l'homme dont la seule pensée bouleversait leurs sens. Ce n'était pas Grandier qui les faisait siennes, c'était elles qui évoquaient l'incube fait à son image.

Comme nous l'avons dit, des rétractations se produisirent. Les sœurs Claire et Agnès déclarèrent qu'elles n'avaient parlé que sous l'influence des menaces des exorcistes; la mère prieure fit plus encore : elle vint en chemise, nu-tête, la corde au cou et un cierge à la main, après avoir attendu deux heures sous une pluie battante que le commissaire royal voulût bien la recevoir, déclarer à ce dernier qu'Urbain Grandier était innocent de toutes les choses dont elle l'avait accusé. Cette confession terminée, elle allait se pendre à un arbre de la cour, si ses compagnes ne l'en eussent empêché.

Mais ni les aveux, ni les rétractations ne purent sauver Grandier.

CHAPITRE X

LES PHILTRES ET LES INCANTATIONS EN AMOUR

I. Les incantations d'amour chez les Egyptiens. — II. Les incantations chez les Arabes et les Grecs. — III. Les incantations amoureuses chez les poètes de l'antiquité. — IV. Compositions des philtres aphrodisiaques. — L'opothérapie et l'organothérapie modernes. — V. Les drogues magiques. — VI. Le sang. — VII. Traitement magique de l'impuissance. — VIII. L'art d'envoyer des songes heureux. — IX. L'évocation des morts. — X. Les pactes.

I

Analysant les papyrus du Bristish Museum, M. Berthelot rappelle que les charmes et incantations magiques forment une partie considérable de ces manuscrits. Il cite de nombreuses formules où sont mélangés les noms d'Isis, Osiris, Hermès, Horus, Sérapis, Mithra, Iao, Adonaï, etc. « Ce sont, dit-il, des formules destinées à évoquer un esprit qui apparaît sous la forme d'une enfant ou d'une vieille femme, servante d'Appollonius de Tyane, à obtenir en rêve des informations surnaturelles, des talismans contre les démons, les apparitions, les maladies et les souffrances, des philtres d'amour ou d'amitié[1]. »

1. *Journal des savants*, avril 1894.

M. Berthelot fait, en outre, remarquer qu'on relève dans les papyrus une foule de détails confirmant la similitude, « sinon des signes, au moins des usages « symboliques chez les magiciens et chez les alchi- « mistes appartenant à des écoles et à des tradi- « tions parallèles ou identiques[1] ».

En effet, presque tous les papyrus que possèdent les musées et les bibliothèques d'Europe proviennent du temple de Memphis, et concordent avec les papyrus du Louvre de même provenance. Cela s'explique par ce fait que, en Egypte, les livres qui contenaient des formules magiques appartenaient au roi. On ne les communiquait que dans les cas d'une urgence extrême et seulement aux prêtres et aux savants, conseillers ordinaires du Pharaon[2].

Ainsi le papyrus W du musée de Leyde donne une formule d'encre mystique pour écrire les formules magiques, encre dont la fabrication s'opère par le mélange de sept parfums et de sept fleurs.

On trouve également dans le n° 384 des papyrus du même numéro entre autres formules les suivantes :

Sec. 1. — Cérémonies magiques par le moyen de l'amour considéré comme une très grande puissance thaumaturgique.

Sec. 4. — Recettes d'Agatoclès pour procurer un songe.

Sec. 5-6-10. — Recettes dans le même but.

Sec. 16. — Formule pour séparer un homme de sa femme.

Sec. 18. — Charme pour se faire aimer.

1. *Loc. cit.*

2. Le *Grand rituel magique* a été publié vers 1839 à Leydes par le docteur Leymans dans ses *Monuments égyptiens du musée d'antiquité des Pays-Bas.*

Ceux qui ont étudié les papyrus font remarquer que le papyrus magique Harris est un des rares qui soient arrivés jusqu'à nous en parfait état de conservation. M. Chabas attribue ce fait à l'ordre de choses traitées par le précieux manuscrit et qui a dû le faire considérer à travers les siècles comme un véritable talisman.

Ces documents prouvent que l'art des philtres et des incantations était connu des Egyptiens et remonte à la plus haute antiquité. Nous allons le retrouver en Grèce et en Italie.

II

Dans ses *Ennéades*, Plotin explique les enchantements de la magie « par la sympathie que les choses ont les unes vers les autres ». La magie artificielle, celle du magicien, consiste à rapprocher les natures qui ont un amour inné les unes pour les autres ; il unit une âme à une autre [1].

Ibn Khaldoun [2] définit à peu près de la même façon la magie. « Dans la magie, dit-il, c'est un esprit qui s'unit à un autre ; dans l'art talismanique, c'est un esprit qui s'unit à un corps. » Comparez maintenant avec la définition de Plotin [3]. « La magie véri-

1. Chaignet, *Histoire de la psychologie des Grecs*. In *Journal des savants* (avril 1894).
2. *Prolégomènes*, p. 133.
4. *Ennéades*. Traduct. Bouillet, t. II, p. 347.

table, dit-il, c'est l'amitié qui règne dans l'univers avec la Haine son contraire. Le premier magicien, celui que les hommes consultent pour agir au moyen de ses philtres et de ses enchantements, c'est l'Amour! »

A l'objection faite par Porphyre et que beaucoup ont renouvelée depuis, que des magiciens prononcent dans leurs opérations des mots qui ne signifient rien, Jamblique répond que les hommes, à la vérité, ignoraient la signification de plusieurs mots, mais qu'elle était connue des dieux qui étaient les auteurs des formules et qui y avaient attaché l'efficacité des opérations; qu'il ne fallait pas croire que ces mots, quelque barbares qu'ils parussent, fussent d'invention des magiciens goétiques ou des prestidigitateurs puisque, si cela était, il n'y aurait eu aucun inconvénient de substituer des mots usités à ces mots, pris une à langue étrangère, au lieu qu'il était constant que ces formules n'opéraient qu'autant qu'on les employait telles qu'on les avait reçues des anciens.

III

L'écho de ces croyances se retrouve dans les poètes de l'antiquité. Ecoutez la magicienne de Théocrite : « Où sont mes lauriers? Apporte-les, Thestylis. Où sont les philtres, aussi? Entoure cette coupe de la toison rouge d'une brebis. Je veux faire un enchantement sur cet homme cruel que j'aime et par qui je souffre, qui n'est point venu depuis douze jours, qui ne sait si je suis morte ou vivante, et qui n'a point frappé à ma porte. Sans doute Eros et Aphrodite ont emporté ailleurs ses esprits légers. J'irai demain à la palaistre de Timagétos, et je lui reprocherai ce qu'il m'a fait. Resplendis donc, Sélana ! Je te chanterai, divinité sereine, toi et la souterraine Hékata qui monte au milieu des tombeaux des morts, dans le sang noir que redoutent les jeunes chiens eux-mêmes. Salut, effrayante Hékata! Soutiens-moi jusqu'au bout, et fais que mes poisons égalent en violence ceux de Kirka, ceux de Médeïa et de la blonde Périméda ! Bergeronnette magique, ramène-le vers ma demeure ! » Alors commencent les cérémonies de l'incantation : « Voici que le feu a consumé la farine. Répands-la, Thestylis. Répands et dis : « Je répands les os de Delphis. Delphis m'a torturée, et moi, je brûle ce laurier sur Delphis ; et de même que ce laurier s'embrase, pétille et brûle, et que ses cendres même ont disparu, que la chair de Delphis le Myndien, se consume ainsi dans la flamme! Bergeronnette magique, ramène-le vers ma demeure. » La magicienne s'exalte. « Thestylis, s'écrie-t-elle effarée, les chiennes aboient par la ville. La déesse est dans les carrefours. Frappe promptement sur l'airain. Voici que la mer et les vents se taisent, mais non le mal qui est dans mon cœur; car je brûle pour celui qui m'a faite malheureuse, qui ne m'a point épousée et qui m'abandonne, impure et n'étant plus vierge. »

Et les cérémonies de l'incantation recommencent plus pressantes. « Je verse trois libations, déesse vénérable, et je redis trois fois : qu'une femme soit couchée avec lui, ou que ce soit un homme, qu'il l'oublie, comme autrefois Theseus, dans Naxos, oublia Ariadna aux belles tresses. L'hippomanès est une plante arcadienne[1]. Par les montagnes, elle rend furieuses les cavales rapides et les pouliches. Puissè-je voir Delphis, furieux aussi, entrer dans cette maison, au sortir de la grasse palaistre! Bergeronnette magique, ramène-le vers ma demeure ». Enfin l'acte le plus important de l'incantation. « Delphis a perdu cette frange de son manteau. Je la déchire et la jette dans l'âpre feu. C'est pour toi que j'écrase ce lézard. Demain je te porterai une amère boisson. Maintenant, Thestylis, prends le jus de ces herbes, et cours en frotter le seuil de sa maison, ce seuil où tout mon cœur est encore attaché. Crache dessus et dis : « Je frotte les os de Delphis ». Maintenant que l'incantation est accomplie, la magicienne devient menaçante. « Je l'enchanterai avec des philtres, et, s'il m'outrage encore, oui ! par les Moires ! il frappera à la porte du Hadès, grâce à ces poisons terribles que je garde dans une corbeille et que je tiens d'un hôte assyrien. » Le brasier s'éteint et les feux de l'aurore vont bientôt faire pâlir les feux de la nuit. « Tourne tes chevaux vers l'Okéanos, ô Vé-

1. Théocrite veut-il désigner le mancenillier, une euphorbiacée, ou bien l'hippomanès, qui joue un si grand rôle dans les incantations magiques, et qui n'est que le mucus qui découle de la vulve des cavales en rut?

nérable ! Adieu, Sélana au visage luisant ! Adieu, vous aussi, Astres, compagnons du char de la nuit tranquille[1]. »

Mélissa a été abandonnée par son amant Charinus qui a passé dans les bras de sa rivale Simiqué. Elle confie son chagrin à son amie Bacchis. « Si tu connaissais quelque vieille, lui dit-elle, qui sache, comme les femmes de Thessalie, rendre les gens aimables et faire aimer ce que l'on déteste, tu me rendrais bien service de me l'amener. Je lui donnerais volontiers mes robes et mes bijoux, pourvu que son art ramenât Charinus dans mes bras et lui fît exécrer Simiqué au lieu de moi. » Et Bacchis connaît justement la magicienne dont Mélissa a besoin. « Il y a, ma chère, une gaillarde, une Syrienne, magicienne excellente ; elle m'a un jour raccomodée avec Phanias qui, pour un rien, comme ton Charinus, s'était fâché. Au bout de quatre mois d'absence, par ses enchantements elle m'a ramené mon infidèle, alors que je commençais à perdre espoir[2]. »

Les sorcières de Thessalie avaient, comme on le voit, une haute réputation ; et rien ne résistait à la puissance de leurs philtres, au dire de Lucain[3] :

... Ibi plurima surgunt
Vim factura deis ; et terris hospita Colchis
Legit in Hœmoniis, quas non advenerat herbas.

Elles savaient transformer Caton en Adonis et

1. Théocrite, *Idylle* II, traduct. Leconte de Lisle, p. 155.
2. Lucien, *Dialogues des courtisanes*, IV, traduct. J. A. Pons.
3. *Pharsale*, L. VI, v. 440.

Lucrèce en Aspasie, rendre les vieillards ardents et aimables,

> ... Flammisque severi
> Illicitis arsere senes[1].

La magicienne Alphésibée a également recours aux enchantements pour ramener l'infidèle Daphnis. « Apporte l'eau lustrale, dit-elle ; entoure l'autel de bandelettes flexibles ; fais-y brûler l'encens mâle et la verveine résineuse ; essayons d'égarer, par un sacrifice magique, la raison d'un insensible amant : rien ne manque plus ici que les paroles magiques. Ramenez, charmes puissants, ramenez Daphnis de la ville en ces lieux. » La magicienne a foi dans la puissance de ses charmes. « Les paroles magiques peuvent même faire descendre la lune du haut des cieux ; par elles, Circé transforma les compagnons d'Ulysse ; dans les prairies, le froid serpent se brise et expire sous la voix de l'enchanteur. » Elle fait aussitôt les opérations magiques. « Je commence par entourer ton image de trois bandelettes différentes, et je la promène trois fois autour de cet autel ; le nombre impair plaît à la divinité. Amaryllis, serre de trois nœuds ces bandelettes de trois couleurs ; Amaryllis, serre-les à l'instant, et dis : je noue les liens de Vénus. Le même feu durcit cette argile et fait fondre cette cire : puisse mon amour avoir autant d'empire sur Daphnis ! Répands la farine sacrée, et embrase ces lauriers avec le soufre. Daphnis me

1. Lucain, *loc. cit.*, l. VI, v. 453.

brûle, le méchant ! et moi, dans ce laurier, je brûle Daphnis. Ramenez, charmes puissants, ramenez Daphnis de la ville en ces lieux. » La magicienne dit ensuite la formule de l'incantation : « Que Daphnis soit en proie à l'amour, comme la génisse qui, lasse de chercher, à travers les bois et les forêts profondes, un jeune taureau l'objet de ses désirs, tombe au bord d'un ruisseau, et, sans espoir, haletante, oublie la nuit qui la rappelle à l'étable. Qu'ainsi Daphnis soit en proie à l'amour, et qu'il me trouve insensible à ses maux. » Aussi elle en appelle aux charmes magiques les plus puissants et les plus dangereux. « Voici les dépouilles que naguère m'a laissées le perfide : gages biens chers de son amour ! Je les enfouis sous le seuil même de cette porte : terre, je te les confie ; ces gages doivent me rendre Daphnis. Ces herbes enchantées, ces poisons cueillis dans le Pont, c'est Méris lui-même qui me les a donnés : le Pont les produit, en abondance. J'ai vu, par leur secours, Méris, plus d'une fois, se changer en loup et s'enfoncer dans les bois ; du fond de leurs tombeaux évoquer les mânes, et transporter les moissons d'un champ dans un autre. Emporte ces cendres, Amaryllis, jette-les, par-dessus ta tête, dans le courant du ruisseau ; surtout ne regarde pas derrière toi. C'est le dernier charme que j'emploie contre Daphnis ». Et le charme a produit son effet. « Regarde : tandis que je tarde à enlever cette cendre, elle a d'elle-même entouré l'autel de flammes tremblantes. Qu'heureux soit le présage ! Mais qu'entends-je ? Hylax aboie à la porte ! Le croirais-je ?

N'est-ce pas une des illusions que se forment les amants? Cessez, charmes puissants, cessez : Daphnis revient de la ville en ces lieux[1]. »

Tibulle écrit à Délie : « Redites trois fois cette chanson, et, après l'avoir dite, jetez aussi trois fois votre salive sur le seuil de votre chambre : ce charme rendra votre mari incrédule aux rapports de ses espions; il n'en croirait même pas ses propres yeux s'il me voyait près de vous. » Mais l'astucieux poète ajoute : « Prenez garde, Délie, le charme n'a d'effet qu'en ma faveur : avec un autre amant votre mari verrait tout; la sorcière ne le rend aveugle que pour moi[2]. »

Pourtant Ovide, malgré ses folies avec Corinne et Néère, ne croit point à la puissance des charmes et des sortilèges en amour. « Vainement, dit-il, on mettrait en usage l'hippomanès, arraché au front d'un jeune poulain ; les herbes de Médée, les magiques enchantements des Marses ne sauraient faire naître et entretenir l'amour[3]. »

Au milieu des superstitions du moyen âge et même jusqu'aux XVIe et XVIIe siècles nous retrouvons cette foi en la puissance des charmes magiques et des sortilèges. « Les amoureux invoquaient ces puissances surnaturelles, consultaient les sorcières, achetaient des philtres, portaient des anneaux constellés, faisaient ou faisaient faire des conjurations et des enchantements ; la magie amoureuse enfin était

1. Virgile, *Eglogue VIII*, traduct. de J. Lemaistre.
2. Tibulle, *Élégies*, l. I, II.
3. *L'art d'aimer*, l. II.

une des parties principales de la magie et ce n'était pas la moins cultivée, car c'était celle qui était la mieux payée par la prodigalité des amants[1]. »

IV

En somme, les philtres étaient des combinaisons de breuvages, de poudres, d'onguents destinés à augmenter la puissance surnaturelle des sorciers. « On retrouve le plus souvent dans ces compositions, dit Plytoff[2], la ciguë et la valériane, le lierre, la mauve, le cyprès, le serpent, le hibou, le crapaud. Quant aux philtres aphrodisiaques, ils étaient formés de têtes de milans, de queues de loup, de cendres d'images de saints canonisés, de cheveux, etc. Tous ces composés disparates devaient être de plus, en outre des malaxations spéciales, consacrés dans des cérémonies fantastiques. »

Outre ces ingrédients bizarres, il faut le dire, deux substances occupaient une place prépondérante dans la fabrication des philtres d'amour : le sperme et le sang des menstrues.

La logique toute spéciale de nos ancêtres les conduisait à des déductions bizarres. C'est ainsi que dans les recherches qu'ils consacrèrent aux philtres et talismans d'amour, ils firent jouer un rôle énorme

1. Saint-Marc Girardin, *Cours de littérature dramatique*, t. III, p. 337.
2. *La Magie*, p. 181.

aux animaux, suivant le plus ou moins de tempérament dont ils faisaient preuve dans leurs manifestations sexuelles.

Dans les formules qu'ils déclaraient irrésistibles, les cœurs de colombes, les testicules de lapin et de coq, les foies d'hyènes, les yeux de chattes en rut et autres ingrédients fantasmagoriques tiennent une place des plus importantes.

De véritables hécatombes de bêtes avaient lieu dans les antres des sorciers à l'époque des amours, lorsque par les nuits étoilées les mâles et les femelles se donnent rendez-vous, les animaux domestiques dans les rues et sur les toits, les fauves sous la ramure profonde des grands bois.

Malheur alors aux matous assez imprudents pour ne pas savoir cacher l'ardeur de leur passion, malheur aux tourterelles trop aimantes, aux coqs sortis vainqueurs des tournois provoqués par les rivalités d'amour. Leurs dépouilles allaient rejoindre les pharmacopées diaboliques au fond des laboratoires d'alchimie. De leurs viscères on composait des onguents, des poudres, des pilules. Sur leurs peaux préparées *ad hoc*, on gravait des paroles mystiques, des mots mystérieux, des figures kabbalistiques, et ces amulettes se vendaient à des prix fabuleux.

Il ne faudrait pas croire que de nos jours on ait entièrement renoncé à ces pratiques. Nous avons vu bien souvent, au sortir des « corridas », à Madrid comme à Séville, à Grenade comme à Cordoue, de crapuleux gamins espagnols offrir à de vieux messieurs ou à de belles dames des virilités de taureaux dont ils vantaient, en mots plus que crus, les effets aphrodisiaques sur ceux qui en mangent.

Depuis le jour où Brown Sequard vieilli a concentré son attention sur sa vessie languissante et remédié aux défaillances de ses mictions par le moyen que l'on sait, l'opothérapie (ὀπὸς, jus, suc) était créée, avec les sucs testiculaires pour les vieux qui voudraient bien redevenir jeunes, les sucs de substance nerveuse grise pour les gens sans cervelle qu'on désigne parfois aussi sous le nom d'imbéciles, les sucs de moelle osseuse pour ceux qui en manquent.

On fait plus, on fait mieux. Vous savez combien certaines femmes souffrent moralement et physiquement aux approches redoutables de la ménopause, quand elles doivent renoncer à la vie sexuelle. On leur prépare de délicieux consommés avec des ovaires de lapines, et on refait ainsi des jeunes filles avec de vieilles matrones. Dans les rues de Damas, nous avons entendu les marchands de fleurs crier ce délicieux euphémisme : « Sâlih hamâ-tak » (apaise ta belle-mère)! A Paris, c'est le tripier qui nous chantera ce refrain.

Nous allons montrer maintenant par quelques formules puisées dans les traités spéciaux combien la pharmacopée opothérapique diffère peu de la pharmacopée magique.

V

Comme les talismans et les amulettes, les drogues magiques remontent à la plus haute antiquité.

L'auteur du *Kama-Soutra* recommande à ceux qui sont disgraciés à la fois de la nature et de la fortune l'emploi d'un onguent fait avec la coronoria tubernamenta, le costus speciosus ou arabicus et la calaphracta flacourtia. On en frotte tout le corps et on se rend ainsi agréable à la vue. On emploie de la même manière des huiles extraites de plusieurs plantes : l'herbe de porc, l'echites putrida et des fards noirs tirés des mêmes plantes ou de leur mélange.

Vatsyayana donne la recette de compositions bizarres de six poudres : un homme qui oint son linga avec l'une d'elles se rend maître de telle femme qu'il veut ; des fards composés avec le résidu de la combustion d'os de chameaux, de chouettes, de vautours et de paons donnent un pouvoir illimité de séduction ; d'un mélange de crottes de singes, qui, jeté sur une jeune fille comme un sort, l'empêche de jamais se marier.

Pierre Mora donne la formule suivante : « Pulvériser un cœur de colombe, un foie de passereau, la matrice d'une hirondelle, un rognon de lièvre, y mêler une partie égale de son sang séché et faire avaler deux ou trois fois un drachme. »

Voici maintenant une formule empruntée au *Livre*

des secrets de magie : « Avoir un crapaud en vie. Le vendredi, avant le soleil levant, à l'heure de Vénus, l'attacher par les pattes de derrière dans votre cheminée. Le pulvériser aussitôt sec, l'envelopper dans une feuille de papier, le mettre derrière un autel pendant trois jours et l'en aller retirer le troisième. Si la messe a été dite sur cet autel, il suffira pour vous faire suivre de toutes les femmes d'en saupoudrer une fleur. »

A Roscoff, dit M. Cambry, les femmes, après la messe, balaient la poussière de la chapelle de la Sainte-Union, la soufflent du côté par lequel leurs époux ou leurs amants doivent revenir et se flattent au moyen de ce sortilège de fixer le cœur de ceux qu'elles aiment.

La combinaison suivante est très recommandée : « Brûler trois poils des parties secrètes et trois de l'aisselle gauche sur une pelle à feu. Mettre cette poudre dans un aliment. La personne ne vous quittera jamais. »

On préconise encore comme souverains : le cerveau d'un chat et d'un lézard; le sang menstruel d'une paillarde ; la semence humaine ; la matrice d'une chienne en chaleur qui a refusé le chien; les intestins d'une hyène ; l'os gauche du crâne d'un crapaud [1].

D'après Cornélius Agrippa, il faut, pour fabriquer des philtres amoureux, prendre en tout ou partie les membres dans lesquels les appétits vénériens do-

1. L'os droit produit l'effet contraire.

minent et cela dans les animaux qui aiment le plus, tels que colombe, tourterelle, passereau, hirondelle, aux époques où ils sont le plus excités à l'amour.

Le *Grand Albert* affirme que la pervenche réduite en poudre avec des vers de terre donne de l'amour aux hommes et aux femmes s'ils la mangent mêlée à leurs aliments, principalement à leur viande.

Il signale aussi les hautes propriétés de la « Renouée » qui excite beaucoup à l'amour et donne des forces pour user du coït. Il en est de même, d'ailleurs, toujours d'après le même recueil, de la verveine qui rend amoureux et dont le suc « fait beaucoup de sperme ».

Le vieux grimoire a soin d'avertir ceux qui voudront se servir avec succès de ces herbes et de ces formules de ne les cueillir qu'à l'époque favorable, — du vingt-troisième jour de la lune au trentième, en commençant par Mercure. L'opération peut se faire dans le courant de la journée, mais elle ne sera bonne que si en cueillant l'herbe vous nommez ses vertus et l'usage que vous voulez en faire.

Mais si le *Grand Albert* s'en tient aux herbes, le *Petit Albert*, lui, est plus prolixe. Parmi les philtres qu'il préconise comme infaillibles, nous allons prendre au hasard quelques formules.

La première se rapporte à l'hippomanès. Il suffit, paraît-il, de faire avaler un peu de cette substance dans une liqueur, confiture ou ragoût, et, pour peu que l'opération ait été faite un vendredi aux heures propices, l'effet en sera infaillible.

Deuxième formule. — Un vendredi de printemps,

tirez de votre sang, mettez-le sécher au four dans un petit pot, avec deux « couillons » de lièvre et le foie d'une colombe. Réduisez en poudre. Faites-en avaler à la personne sur qui vous aurez quelque dessein, environ la quantité d'une demi-dragme, et, si l'effet ne suit pas à la première fois, réitérez jusqu'à trois fois et vous serez aimé.

Troisième formule. — Ayant cueilli l'herbe appelée Enula Campana, la veille de la Saint-Jean, et se trouvant à jeun; la faire sécher, réduire en poudre avec de l'ambre gris, et l'ayant portée neuf jours sur son cœur, tâcher d'en faire avaler à la personne dont on désire être aimé. L'effet ne se fera pas attendre.

Quatrième formule (formule des pommes d'amour). — Ayant cueilli un vendredi matin avant le lever du soleil la plus belle pomme du jardin, écrire avec son sang sur un petit morceau de papier ses nom, prénoms et surnoms, ainsi que ceux de la personne aimée. Lier le petit billet, avec trois de ses cheveux et trois des vôtres, à un autre sur lequel vous n'aurez écrit que le mot *Scheva*, toujours avec votre sang. Fendre la pomme en deux : en ôter les pépins et les remplacer par les billets ci-dessus. Rejoindre les deux moitiés de la pomme et la faire sécher au four. L'envelopper de feuilles de laurier et de myrte, tâcher de la placer sous le chevet du lit de la personne qu'on aime et en peu de temps elle vous donnera des marques de son amour.

Au deuxième acte de *Tristan et Yseult*, l'héroïne de Wagner exprime ainsi les ravages que le breuvage magique opère dans son sein : « La déesse d'amour elle-même vient de me verser le céleste breuvage !... Ne connais-tu son pouvoir merveilleux... Elle change en amour la colère et la haine. J'aspirais à la mort de toute mon âme : la déesse a déçu mon farouche désir. Elle m'a prise !... Je lui appartiens !... »

De son côté, Tristan, blessé à mort, au dénouement de la pièce, jette, encore sous l'empire du dévorant breuvage, son immortelle « malédiction d'amour » : « Le philtre effroyable qui m'a voué au tourment, dit-il, c'est moi-même qui l'ai préparé ! Des détresses du père, des angoisses de la mère, des larmes d'amour d'aujourd'hui et d'autrefois, de larmes et de pleurs, de joies et de désespoirs, de voluptés et de blessures, c'est moi qui ai brassé le fatal poison. Maudit sois-tu, philtre effroyable ! Maudite la main qui t'a préparé. »

VI

M. Berthelot[1] rappelle que, d'après Avicenne et d'autres vieux alchimistes, le sang humain était réellement employé dans les manifestations alchimiques et magiques. Mais, pour bien se pénétrer de l'influence que possède le sang humain en magie et surtout en magie amoureuse, il est nécessaire de

1. *Transmission de la science magique*, p. 304.

connaitre à fond la théorie alchimique de ce précieux liquide. M. Berthelot nous la rapporte d'après les alchimistes arabes[1]. C'est un fragment des instructions de Zosime à son disciple féminin Marie : « Sachez que le sang des menstrues n'est purifiable que s'il est lavé par le sperme de l'homme. L'utérus de la femme recherche le sperme de l'homme, car le sperme qui tombe dans l'utérus modifie le sang des règles et le transforme en une mousse blanche. C'est de cette mousse que provient la chair de l'enfant à naitre. Le sang des règles est heureux de recevoir le sperme uniquement parce que celui-ci auparavant était du sang. Le sang rencontrant le sang, ils aspirent l'un à l'autre et se mélangent. »

Le rôle du sang, et particulièrement du sang menstruel, fut immense dans la magie amoureuse. On cuisait sur les reins de la femme un gâteau fait de farine et du sang de ses menstrues. Cette hostie d'amour, assaisonnée et réchauffée du lubrique esprit de Satan, était envoyée à l'homme aimé. Aussitôt qu'il y avait goûté, un trouble étrange, un vertige le saisissait. C'était le retour des désirs et de l'amour.

Le *Bréviaire des Amoureuses* classe lui aussi le sang au premier rang des philtres amoureux. Il en conseille l'emploi sous diverses formes : encre sympathique, breuvage, etc., mais il rappelle qu'il est indispensable pour l'efficacité du charme, qu'une

1. *La chimie au moyen âge*, t. III, p. 92.

foi ardente, un souhait sincère accompagnent toutes les opérations magiques.

De nos jours encore, les femmes superstitieuses versent à leurs amants et à leur insu, un peu de ce philtre aphrodisiaque aux époques impures de la répugnante et mystérieuse blessure féminine.

VII

Contre l'impuissance, les philtres et les talismans sont nombreux. Mais comme on la considérait, le plus souvent, comme l'œuvre des démons, on avait fréquemment recours aux exorcismes.

Voici, à peu de choses près, le texte de l'exorcisme qui dénoue l'aiguillette et auquel on doit avoir recours pour effectuer la consommation du mariage en vertu du canon « *si per sortiarias* »... etc. « Que toute puissance diabolique s'éteigne en toi. Sois délivré de toute ligature, fascination et maléfice de Satan et de ses ministres. Qu'il te soit donné la fécondité et la grâce pour que tu puisses user du mariage! Que s'éloignent et deviennent impuissants les démons qui ont fabriqué ce maléfice, en quelque lieu qu'il soit placé, nonobstant tous pactes conclus entre eux et les sorciers et sorcières qui les ont aidés. »

De nombreux rituels donnant des variantes existaient autrefois. Et, dans son traité des *Superstitions*, Thiers en énumère une grande partie, citant comme un des plus curieux le rituel de Chartres, datant de 1640.

Le pieux Khodja Omer Habély Abou Othman[1] recommande contre l'impuissance morale le traitement suivant : « Quand vous aurez, dit-il, à combattre l'impuissance morale pour autrui, vous lui ordonnerez de faire ses ablutions et ses prières ; puis, posant l'index de la main droite sur la base de son Dkeur et, la main gauche étant posée à plat sur le creux de l'estomac, vous lui recommanderez de vous fixer. Alors, plongeant vos regards dans ceux du patient, vous prononcerez mentalement les deux derniers chapitres du Koran et vous lui direz à haute voix avec une puissante volonté : — Va, à partir de ce moment, le charme est rompu et tu n'es plus impuissant. »

En cas d'insuccès renouveler trois fois cette opération à une semaine d'intervalle entre chaque conjuration.

Du reste, il n'est point besoin d'être sorcier pour opérer de pareilles guérisons. En voici une preuve. Il y a quelques années, nous nous trouvions à Biskra. L'Arabe qui nous servait de guide nous raconta qu'un sorcier juif avec qui il avait eu une dispute, lui avait jeté un sort et que depuis il était impuissant. Voici à peu près le langage qui lui fut tenu : « C'est Yblis qui t'a lié ; Allah seul peut te délier. Deux fois par jour, pendant sept jours, tu te rendras à la mosquée, tu te prosterneras dans le mirhab, la

1. *El-Ktab*, p. 224.

face tournée vers l'Orient, et tu prononceras la formule sacrée, la prière par excellence : *Lâ ilâhâ illa allâhâ, Mohamed rasul allachi.* Pendant tout ce temps tu ne t'approcheras pas de tes femmes et les laisseras en paix. Le soir du septième jour tu choisiras celle que tu préfères, et tu prieras encore avant de t'approcher d'elle, car la prière reconstitue les forces psychiques et l'état moral de l'homme. Si tu te conformes à ces prescriptions, le sort que le juif t'a jeté sera rompu et tu redeviendras un homme ». Toutes ces prescriptions furent exécutées à la lettre et, le soir du septième jour, l'arabe avait recouvré ses facultés génésiques : l'aiguillette était dénouée ; il était guéri [1].

VIII

L'art d'envoyer des songes heureux et surtout des songes d'amour constitue encore une des branches de la magie.

Dans son *Mémoire sur quelques papyrus du Louvre*, M. Maspero analyse le papyrus n° 3.229.

Ce manuscrit est un papyrus démotique à transcriptions grecques du genre de ceux que les premiers égyptologues appelaient papyrus gnostiques. Il contient sept colonnes au recto, une au verso, di-

1. V. à ce sujet : Emile Laurent, *La médecine des âmes*. III° méditation : *La prière au point de vue thérapeutique*.

visées en chapitres contenant chacun une formule magique. Par malheur, ce papyrus a été tellement endommagé qu'il est impossible de rétablir entièrement son texte. Ce qui a pu être reconstitué se rapporte à quatre conjurations dont le but était d'envoyer des songes à un personnage inconnu.

Dans la première incantation, on trouve ceci qui ne laisse aucun doute sur la nature des songes désirés : «... Viens à moi en cette nuit ; toi (apparais « par la vertu) de la parole (que je) prononce... Fais « qu'il envoie des songes (à un tel, fils) d'une telle, « par la vertu de la formule que je lui ai dite cette « nuit. Réciter sept fois. »

On voit que les songes envoyés par le magicien à la personne endormie étaient, dit M. Maspéro, des songes amoureux destinés à lui inspirer de l'affection pour la conjuratrice, car celle-ci dit au Dieu : « Dirige son cœur vers... (une telle). » L'effet devait durer le jour, la nuit, l'éternité. La recette d'un charme suit. La teneur de cette formule est presque détruite, toutefois le savant égyptologue a pu reconnaître qu'il y était question de pommade de lotus, de feuilles de différents arbres, de blé, etc. L'énumération des ingrédients, à en juger par ce qui manque au manuscrit, devait être fort longue.

Un autre chapitre débute par une invocation au dieu Anubis. Après diverses injonctions le magicien dit au dieu : « Envoie un génie respirant à une telle pour qu'il se tienne à sa tête par l'ordre de Dieu qui est un grand cœur. » Suit une autre recette.

Autre incantation : « Récite la formule : Lève-toi esprit, mâne vénérable de Xent-Ament (?) que Kaber a fait. Viens à moi, agis pour moi sur une telle par la vertu de la voix de Rhâ... » Suit une longue énumération de noms magiques qu'il fallait prononcer un certain nombre de fois et la formule d'une amulette qui consistait à tracer ces noms sur un papyrus avec le sang d'un animal dont on n'a pu reconstituer le nom.

Une autre incantation de même nature est accompagnée du mode opératoire, et, cette fois, elle a pu être entièrement rétablie. « Tu prends une lampe neuve dont la mèche est de fil de vrai lin pur, tu la remplis d'une mesure d'huile vraie, tu allumes ; tu écris ton incantation sur une feuille de papyrus neuf; tu la poses sur le bec de la lampe. Récite sur lui les noms ci-dessus mentionnés quatre fois. L'esprit viendra à toi... »

Valeur documentaire mise à part, ces remarquables vestiges du rituel magique de l'ancienne Egypte établissent que les formules des grimoires remontent à la plus haute antiquité et ont été transmises de siècle en siècle par les sorciers des différentes époques.

Nous retrouvons, en effet, ces pratiques au moyen âge et jusque dans les temps modernes.

On trouve dans l'*Art de se rendre heureux par les songes* la recette suivante moyennant l'exécution de laquelle la bien-aimée doit vous apparaître en rêve et se donner entièrement : « Prenez : 2 onces de racine de scamonnée et de camomille romaine calcinée ; 3 onces d'arête de morue et d'écailles de tortue; mélanger dans 5 onces de graisse de castor mâle et deux onces d'huile de scamonnée bleue cueillie aux premiers jours du printemps. Faire bouillir avec 1 once de miel et 6 drachmes de rosée recueillie sur une fleur de pavot. Joindre un sixième d'opium. Mettre en bouteille fermée hermétiquement. Laisser au soleil deux mois d'été, puis mettre le tout en cave dans du sable frais durant l'hiver. Ce temps écoulé, retirer l'onguent prêt à être mis en usage. »

IX

Tous les peuples qui ont cru à l'immortalité de l'âme ont cru à une autre vie, à une sorte d'existence inférieure ou supérieure. La mort n'est qu'une transformation et l'on peut au moyen des formules magiques et des incantations faire surgir les ombres vaines de ceux qui ne sont plus.

Arrivé au pays des Cimmériens que les nuées et les brouillards enveloppent, Ulysse creuse une fosse d'une coudée dans tous les sens. Il y fait des libations de lait, de vin doux et d'eau. Par dessus il répand de la farine blanche. Puis, ayant prié les générations des morts, il égorge les victimes sur la fosse où le sang noir coule. « Et les morts qui ne sont plus sortent en foule de l'Erèbe : les nouvelles épouses, les jeunes hommes, les vieillards qui ont subi beaucoup de maux, les tendres vierges ayant un deuil dans l'âme, et les guerriers aux armes sanglantes, blessés par les lances d'airain[1]. »

Dans son *Rituel de la Haute Magie*, Eliphas Lévi indique la marche à suivre pour évoquer l'ombre d'une personne aimée, et il faut bien dire tout de suite que ses indications s'éloignent infiniment de toutes les formules effrayantes de la nécromancie pour revêtir un caractère symbolique et familier.

Il faut d'abord s'assurer l'occupation des derniers appartements occupés par le défunt. Une fois cette prise de possession opérée, on prendra les objets que la personne aimée préférait, meubles, tableaux, statues, livres, œuvres d'art, bijoux, etc., surtout ceux qui ont attiré ses derniers regards et occupé ses dernier moments, et on tâchera de reconstituer la chambre mortuaire absolument telle qu'elle fut au moment suprême.

Si les accessoires nécessaires à cette mise en scène funéraire font défaut, on les remplacera par un portrait du mort vêtu comme aux derniers jours de sa vie. Ce portrait sera placé au-dessus d'un autel de marbre blanc que l'on placera contre le mur qui se trouve du côté de l'Orient. Ce portrait sera voilé de soie blanche et devant lui on placera une couronne des fleurs que la personne aimée préférait.

Sur la table de marbre de l'autel où scintillera une étoile de cuivre très pur à cinq pointes, on aura soin d'entretenir dans un brûle-parfums en forme de

1. Homère, *Odyssée*, chant XI.

coupe un feu de bois d'aulne et de laurier. En face de cet autel du souvenir on aménagera un dais de soie vert émeraude. C'est sous ce dais que la personne évoquée apparaîtra lorsque le moment solennel sera venu.

Mais il convient de se demander quel moment sera propice à cette haute et solennelle opération. Eliphas Lévi conseille l'anniversaire de la mort de celui que l'on veut rappeler près de soi. La date arrivée, il faut se livrer à une retraite de vingt et un jours durant laquelle on observera la chasteté la plus absolue d'actes et de pensées. Il faut, en effet, que rien ne vienne distraire de la pensée du cher défunt et surtout qu'on évite de donner, à qui que ce soit au monde, les marques d'affection qu'on lui donnait de son vivant, car ce manque d'égard éloignerait à tout jamais l'ombre aimée qu'on tient à revoir. Chaque nuit, à minuit, portant d'une main un cierge, de l'autre un sablier, on entrera dans l'oratoire mystérieux, et là, devant l'autel surmonté du portrait, on restera en méditation jusqu'à ce que le sable du sablier se soit complètement écoulé. Enfin, le vingt et unième jour, à l'heure du repas du soir, il faut dresser dans l'oratoire une table recouverte d'une nappe de lin immaculée. Sur cette table on posera deux coupes en cuivre, un pain et un flacon de vin très pur qu'on partagera entre les deux coupes. Ayant également rompu le pain par moitié, on offrira la part de ce repas, de cette communion, dit plus exactement le célèbre auteur, à la personne défunte et on mangera l'autre à la clarté du cierge. Alors, après avoir bu le contenu d'une des coupes, on se retirera à reculons. A minuit, après s'être purifié, parfumé et avoir revêtu un costume spécial — la robe du mage et sa couronne de verveine — on revient dans l'oratoire toujours armé d'un cierge comme les nuits précédentes. Dans les brûle-parfums on jette de la poudre de cyprès desséchée et mêlée de trois pincées d'encens, on éteint le cierge, on s'agenouille dévotement dans l'obscurité et on adjure trois fois la personne aimée de se montrer. Si l'apparition ne répond pas à votre appel, on devra recommencer l'épreuve à l'anniversaire suivant. Et, si, malgré tout, le cher défunt se refuse obstinément à répondre, c'est qu'on l'a offensé et qu'on est définitivement indigne de le revoir, n'ayant ni la pureté de cœur ni la sincérité d'âme nécessaires pour vaincre les obstacles qui vous séparent désormais.

X

Il nous reste un mot à dire des pactes en amour, pactes conclus entre amants, pactes conclus avec le démon. C'est toujours une adaptation plus ou moins sacrilège des sacrements et la communion a toujours pour véhicule l'incomparable philtre naturel : le sang! Car la souveraine communion d'amour est toujours une confarréation, le partage d'un pain qui a pris la vertu magique. Il devient tel tantôt par la messe qu'on dit dessus, tantôt par le contact, les émanations, et surtout le sang de l'objet aimé.

Le *Dictionnaire infernal* rapporte l'anecdote suivante sur Ninon de Lenclos.

« Comme, seule devant son miroir, elle s'admirait un jour avec une expression de tristesse, une voix répondant à sa pensée lui dit :

— N'est-il pas vrai qu'il est bien dur d'être si jolie et de vieillir ?

Elle se tourna et vit un petit vieux nain noir qui reprit :

— Vous me devinez sans doute ? Si vous voulez vous donner à moi je conserverai vos charmes. A quatre-vingts ans, vous serez belle encore.

Et, dit le chroniqueur, le marché fut conclu et tenu de part et d'autre.

CHAPITRE XI

L'ART TALISMANIQUE EN AMOUR

I. Les talismans dans l'antiquité et au moyen âge. — II. L'art talismanique moderne. — III. Classification des talismans. — IV. Formules talismaniques. — V. Les bijoux. — VI. Les pierres aimantées. — VII. Les métaux. Le métal de Vénus. — VIII. Les pierres précieuses. Amulettes de Vénus. — IX. Les talismans végétaux ; la mandragore. — X. Les talismans astrologiques. — XI. Pouvoir occulte des lettres et des nombres. — XII. La foi aux talismans.

I

Les amulettes et les talismans sont de tous les âges. Dans sa remarquable étude sur la *Magie chez les Chaldéo-Assyriens*, M. A. Laurent qui pense qu'il ne faut voir dans les animaux colossaux placés à l'entrée des temples et des palais autre chose que des figures talismaniques, nous a conservé le texte d'une formule qui se prononçait sur ces talismans spéciaux afin de les douer de la puissance de vaincre et de protéger.

« Talisman, talisman, stèle qu'on n'enlève pas,

« Limite que les dieux ne dépassent pas,

« Borne limite du ciel et de la terre qu'on ne déplace point,

« Barrière immuable disposée contre la bouche mauvaise,

« Barrière stable qu'on oppose à la parole mauvaise,

(Ici une énumération de mauvais esprits avec le sous-entendu : « qui tenteront de franchir ce seuil ».)

« ... Que ce soit un fantôme, un spectre, un vampire, un incube, un succube, etc.

« Que le talisman le fasse écouler comme les eaux, trembler comme la feuille, qu'il le broie comme le henneh. »

Dès la plus haute antiquité, dès que l'art naissant essaya ses premières manifestations par la reproduction des modèles donnés par la nature, la grossière imitation du phallus maladroitement modelé ou sculpté devint un porte-bonheur. Plus tard, lorsque l'art grec eut apporté son habileté et son élégance suprême à la confection de ces fétiches, ils continuèrent leur office magique sous une forme plus raffinée et plus gracieuse et la vogue fut aux phallus ailés, ciselés, enrubannés, que les belles hétaïres d'Athènes et de Corinthe portaient suspendus au cou, comme plus tard devaient le faire les orgueilleuses patriciennes de Rome.

Dans l'Inde, le lingham remplit le même office durant des siècles. Pour qui en douterait, voici une anecdote typique à ce sujet. Lors des rivalités inattendues auxquelles donnèrent lieu les missions évangéliques, les Capucins, jaloux des succès obtenus par les Jésuites dans l'œuvre de conversion des tribus indiennes, dénoncèrent à Rome leurs rivaux, « en raison de leur tolérance envers les femmes auxquelles ils permettaient de porter des amulettes estampées de petits linghams. » Les Jésuites expliquèrent leurs raisons par les antiques usages du pays et ils obtinrent l'approbation de la cour pontificale, mais ils exigèrent cependant des Indiennes de faire ajouter la croix chrétienne sur leurs *taly*[1].

Pendant le moyen âge, l'arsenal talismanique amoureux se compliqua singulièrement. Combinant les vieilles traditions latines avec les mystérieuses formules rapportées d'Orient par les croisés et agrémentant le tout d'une forte dose de mysticisme chrétien, on en vint à produire ces extraordinaires mélanges de dieux de l'Olympe travaillant de concert avec les archanges et les démons par l'intermédiaire de génies arabes à la réussite des projets amoureux des adeptes.

II

De nos jour les talismans ont conservé leur vogue et leur puissance. Il suffit pour se convaincre de la véracité de cette assersion de lire aux quatrièmes pages de certains journaux les réclames édifiantes à ce sujet et d'aller faire une courte station devant les vitrines de bijoutiers spécialistes. Là, parmi les bagues les bracelets, les broches, les épingles de cravates, certains joyaux de forme étrange, de composition baroque qui semblent de peu de prix aux yeux des

1. E. Dupouy, *La prostitution dans l'antiquité*, p. 42.

profanes surgissent triomphants sous le regard ami de l'initié. Ce sont des trèfles à quatre feuilles qui vous donneront la chance dans toutes vos entreprises, les saphirs sur lesquels sont gravées des formules arabes mystérieuses et puissantes; les irrésistibles anneaux qui viennent à bout des plus cruelles; les abraxas vainqueurs de sorts; les bracelets qui enchainent pour la vie; les broches ésotériques où, autour d'une pierre gravée de signes kabbalistiques, se déploient des ailes de sphinx toutes bigarrées d'hiéroglyphes; les cachets, pâles imitations du sceau de Salomon; et mille autres objets du même genre, sans oublier la petite main de corail qui garantit des maléfices. Tout cela brille, rutile, fulgure dans la vitrine resplendissante parmi les feux multicolores des diamants.

N'allez pas croire que cet attirail moyenâgeux ne trouve de clientèle que parmi les amateurs d'antiquailles ou les curieux d'étrangetés. Un nombre incalculable de fidèles y viennent puiser le talisman de leurs rêves, l'amulette grâce à laquelle ils triompheront des obstacles qui se dressent entre eux et l'objet de leur désir. Ces fidèles sont les joueurs et les amoureux, aussi crédules les uns que les autres.

Si les objets exposés dans la vitrine ne répondent point à vos souhaits, vous pouvez entrer hardiment et confier au maitre joaillier le secret de votre cœur. Dès lors que vous pouvez y mettre le prix, il composera d'après vos ordres et selon les règles de l'art le talisman qu'il vous faut. Sous le sceau du secret professionnel il s'enquerra de l'heure, du jour, du mois et de l'année de votre naissance, de votre prénom, de celui de la beauté que vous désirez séduire ; de vos situations réciproques dans le monde ; des chances que vous pouvez avoir de vous rencontrer ou des difficultés qui rendent impossible toute entrevue. Après avoir soigneusement noté la couleur de vos cheveux et de vos yeux, il vous demandera le même renseignement à l'égard de votre future conquête, puis, après vous avoir assuré que dans le plus bref délai vous serez mis en possession du talisman vainqueur, il vous en fera le prix certainement élevé, mais moindre toutefois que vous ne l'auriez supposé, car c'est un kabbaliste convaincu et non un exploiteur. Il fait de l'art pour l'art, il aime l'occultisme pour lui-même.

Ainsi, au cœur de Paris, en plein XIXe siècle, des orfèvres et des joailliers continuent la vieille tradition hermétique des maîtres en orfévrerie du moyen âge.

Huysmans, toujours si documenté, n'a eu garde d'oublier ce détail et l'un de ses plus étranges types, l'astrologue Gévingey fait partie de la clientèle qui fait vivre ces spécialistes de la bijouterie de l'occulte. Etalant avec complaisance ses bagues énormes autant qu'étranges, il les présente en ces termes à un interlocuteur ébloui :

— Vous examinez, Monsieur, ces bijoux de prix. Ils sont formés par trois métaux, l'or, le platine et l'argent. Cette bague-ci porte un scorpion, le signe sous lequel je suis né ; celle-là avec ses deux triangles accouplés, l'un la tête en haut et l'autre la pointe en bas, reproduit l'image du macrocosme, du sceau de Salomon, du grand pantacle ; quant à cette petite que vous voyez, poursuivit-il en montrant une bague de femme, enchâssée d'un minime saphir entre deux roses, c'est un souvenir qui me fut offert par une personne dont je voulus bien tirer l'horoscope[1].

Ces quelques lignes nous édifient amplement sur la confection de ces joyaux de nature toute spéciale et confirment ce que nous disions plus haut, à savoir que leur réalisation ne pouvait être l'œuvre que d'artisans rompus aux théories et aux pratiques des sciences maudites. S'ils veulent être consciencieux, en effet, il leur est indispensable, outre la pratique de leur art, de connaître à fond l'astrologie, les propriétés occultes des métaux, les formules sacrées des grimoires magiques, les secrets de la Kabbale, sans compter une connaissance de toutes les religions et de tous les mythes ésotériques de l'antiquité.

III

Les talismans se divisent en deux genres : les talismans simples et les talimans composés.

Comme l'indique leur nom, les talismans simples sont ceux qui se composent d'une seule matière, d'un seul métal par exemple.

1. *Là-bas*, p. 191.

Une bague d'argent, un morceau d'agate, une couronne de verveine, un collier d'ambre, un diamant sont des talismans simples.

Les talismans composés sont bien autrement complexes. Leur nom seul indique qu'ils sont le résultat des mille combinaisons dont nous avons parlé plus haut.

Les talismans peuvent être métalliques, minéraux, végétaux ou animaux, suivant les substances ou objets employés.

Ils peuvent être : Kabbalistiques, c'est-à-dire formés de caractères dont l'assemblage possède un pouvoir magique, tel l'Abracadabra bien connu; astrologiques, tels par exemple le talisman historique de Catherine de Médicis où cette princesse se fit graver nue entre les signes du Taureau et du Bélier, tenant d'une main un dard, de l'autre un cœur enflammé au milieu d'inscriptions mystérieuses; mathématiques, lorsqu'ils prennent leur puissance dans celle des nombres ou des figures géométriques; sacrilèges quand il faut accomplir des profanations de différentes sortes pour les consacrer : exemple : la main de gloire, cette invention démoniaque d'on ne sait quel abominable détraqué.

Ils se divisent encore en actifs et passifs.

En amour, les talismans actifs sont ceux qui agissent sur l'âme ou les sens de la personne désirée.

Les talismans passifs sont ceux dont l'action se borne à repousser l'effet des conjurations, talismans, philtres, sorts et maléfices généralement quelconques.

IV

A titre de curiosité, nous allons d'abord citer quelques formules et quelques secrets de magie concernant les talismans d'amour empruntés à ce vieux grimoire, qu'on appelle le *Grand Albert*.

Pour vaincre ses ennemis et se faire aimer, la pierre Nichomar est admirable. C'est presque la même chose que l'albâtre. Elle est blanche et luisante; on en fait des onguents pour embaumer les bières des morts.

Pour savoir si une femme est infidèle à son mari et si elle en aime un autre, on prendra la pierre Gafériate, qui est la même que le cinabre; on la trouve en Libye et en Bretagne. Il y en a de trois couleurs : de noire, de jaune et de verte, qui tire sur le blanc. Elle guérit l'hydropisie et arrête le flux du ventre. Avicenne dit que, si on pile cette pierre et qu'on la fasse laver à une femme, elle pissera aussitôt si elle n'est pas chaste, et non au contraire.

Si l'on veut donner de l'amour et rendre amoureuses deux personnes, on prendra la pierre Echite, qu'on appelle Aquilaire, parce qu'on la trouve ordinairement dans le nid des aigles; elle est couleur de pourpre; il y en a sur les bords de l'Océan et en Perse; elle a, au-dedans de soi, une autre pierre qui retentit aussitôt qu'on la touche. Les anciens ont dit que cette pierre étant pendue au bras gauche, donne de l'amour à l'homme et à la femme.

Celle qui voudra conserver sa virginité, se servira de la pierre Saune, qui se trouve dans l'île du même nom.

Voici un talisman animal dont la réputation fut longtemps incontestée.

On trouve assez souvent au front du poulain et de la cavale un morceau de chair qui est d'un merveilleux usage en fait d'amour, car, si l'on peut avoir ce morceau de chair que les anciens ont appelé hippomanès, on le fera sécher dans un pot de terre neuf vernissé, dans un four quand le pain en est tiré et, en le portant sur soi et le faisant toucher à la personne dont on voudra être aimé, on réussira.

La moelle de bœuf possédait aussi des vertus merveilleuses.

« Vous prendrez, dit à ce sujet le *Grand Albert*, la moelle que vous trouverez dans le pied gauche d'un bœuf, vous en ferez une espèce de pommade avec de l'ambre gris et de la poudre de Chypre, vous porterez sur vous cette pommade et vous la ferez flairer de temps en temps à la femme qui vous aimera de plus en plus. »

Les animaux jouent, d'ailleurs, un rôle très grand dans la composition des talismans, philtres et drogues amoureuses et, non seulement dans les grimoires des occultistes du moyen âge ou dans les recéttes des sorciers de campagne, car nous retrouvons trace de cette superstition dans l'Inde.

Un os de paon ou de hyène doré, attaché à la main, rend un homme agréable aux yeux des autres. Même succès si on s'attache à la main un chapelet de grains de jujubier et de coquilles enchanté de la manière indiquée par l'*Atharva* (livre des *Incantations magiques*) ou par un habile magicien.

Les dix substances animales dont se servaient les philosophes hermétiques pour composer leur élixir, étaient : les cheveux, le crâne, le cerveau, la bile, le sang, le lait, l'œuf, l'urine, la nacre, les cornes.

Le cheveu était la plus noble de ces substances. Aussi il a joué et joue encore un rôle important en amour.

La huitième formule du papyrus égyptien Goodwin avait pour objet de procurer à celui qui en faisait usage, une réponse divine à une demande quelconque. Voici comment il fallait procéder. Après certaines cérémonies préliminaires, on écrivait avec l'encre sacrée et sur une feuille de papyrus hiératique, une invocation à Hermès. Cela fait, l'on plaçait dans le papier une boucle de ses cheveux et l'on attachait le tout avec un nœud rouge. M. Chabas, à qui nous empruntons ces détails, ajoute que ces indications s'appliquent à un papyrus grec de la vente Anastasi, papyrus dans lequel on trouva une boucle de cheveux. Par malheur, le texte en était absolument impossible à reconstituer. Il est toutefois permis de supposer qu'il s'agissait d'une invocation relative à une affaire d'amour.

1. *Kama-Soutra*, chap. IV.

« Si vous transmettez dans votre lettre une mèche de vos cheveux, la sympathie sera plus décisive, car c'est une partie de votre personne, et cela équivaut à une visite personnelle. » Ainsi s'exprime l'astrologue Zadkiel, qui publiait vers 1849 un almanach astrologique à Londres.

Voici maintenant un fait contemporain qui prouve que la vertu talismanique des cheveux est encore en honneur.

Dernièrement, une jeune femme, en décousant sa robe de mariée, fut fort surprise de trouver dans l'ourlet une véritable collection de cheveux. Toutes les nuances s'y trouvaient réunies : blonds, bruns, noirs, châtains et même rouges. La mariée chercha la clef de ce mystère et la trouva chez sa couturière. Quand, dans un atelier, on confectionne une robe de mariée, on voit, parait-il, arriver à la queue-leu-leu toutes les jeunes filles qui connaissent la couturière et qui viennent la prier de mettre quelques-uns de leurs cheveux dans l'ourlet de la robe de la mariée, ce dépôt ayant la propriété infaillible de faire trouver un mari dans l'année.

V

Les bijoux, ces troublants auxiliaires de la beauté féminine, ont leur symbolisme et leur langage. Voici l'interprétation de la baronne Staffe relativement à leur langage.

BAGUES

Portée à l'index. . . .	Je me marierais volontiers.
— au médius. . .	J'ai donné mon cœur.
— à l'annulaire. .	N'y pensez pas; mariée ou fiancée.
— au petit doigt.	Je veux coiffer Sainte-Catherine.

BRACELET

Un au bras droit.	Libre de tout engagement.
Aux deux poignets ou à gauche.	Mariée.
A gauche aussi.	Fiancée.

L'anneau nuptial n'est-il pas un talisman? N'est-ce pas même, pourrions-nous dire, le talisman-type? Rien ne manque à sa confection. Il faut qu'il soit d'un métal pur. Les noms des époux ou leurs initiales s'entrelacent à l'intérieur. Enfin, pour consacrer définitivement sa puissance et la mettre sous l'égide de Dieu, le rituel romain a trouvé une solennelle formule que le prêtre prononcera et par laquelle il priera Dieu « d'y répandre son esprit afin que celle qui le portera soit animée de l'esprit de la céleste défense » ajoutant sur l'alliance de l'époux les paroles suivantes : « que l'Eglise scelle son cœur afin que jamais plus ni le nom, ni l'amour d'une autre femme n'y puisse entrer. »

Dans certains pays on attache une telle influence occulte à l'anneau nuptial que l'instant de son échange et la façon de le passer au doigt font l'objet de la plus grande attention.

« Le moment où le mari donne l'anneau à sa jeune épouse devant le prêtre, dit le *Dictionnaire infernal* d'après un vieux livre de magie, est de la plus haute importance. Si le mari arrête l'anneau à l'entrée du doigt et ne passe pas la seconde jointure, la femme sera maitresse dans le ménage, si, au contraire, il enfonce l'anneau jusqu'à la base du doigt, il sera le chef et souverain ».

Aussi, faut-il voir, paraît-il, de quelles ruses les femmes font usage dans ces pays superstitieux pour que l'anneau conjugal ne dépasse pas la seconde phalange, tendant leur doigt « en crochet ».

Il servait aussi au besoin au nouement de l'aiguillette et pour cela, dit Louandre, pour nouer l'aiguillette à son mari, il suffisait à la femme, le jour de ses noces, de jeter son anneau de mariage à la porte de l'église où la bénédiction lui avait été donnée.

Voici, en outre, à titre de curiosité, une formule empruntée à un vieux grimoire.

Ayez une bague d'or garnie d'un petit diamant qui n'ait point été portée depuis qu'elle est sortie des mains de l'ouvrier ; enveloppez-la d'un petit morceau d'étoffe de soie et portez-la durant neuf jours et neuf nuits entre chemise et chair à l'opposition de votre cœur. Le 9e jour, avant soleil, levez-vous ; gravez avec un poinçon neuf en dedans de la bague ce mot : Scheva. Puis tâchez par quelque moyen d'avoir trois cheveux de la personne dont vous voulez être aimé et vous les accouplerez avec trois des vôtres en disant : « O corps, puisses-tu m'aimer et que ton dessein réussisse aussi ardemment que le mien par la vertu efficace de Scheva. » Il faudra lier ces cheveux en lacs d'amour en sorte que la bague soit à peu près enlacée dans le milieu des lacs, et, l'ayant enveloppée dans l'étoffe de soie, vous la porterez derechef sur votre cœur six autres jours. Le septième vous dégagerez la bague des lacs d'amour et ferez en sorte de la faire recevoir à la personne aimée ; toute cette opération se doit faire avant le soleil levé et à jeun.

Ce nom de Scheva doit désigner le même personnage que celui de Sefava qui n'est autre que l'Intelligence présidant au jour de Vénus, c'est-à-dire au vendredi.

VI

Il existe une catégorie de talismans d'autant plus bizarres que, placés à un endroit fixe, il est nécessaire d'aller les toucher, les embrasser, pour emporter une parcelle de leur puissance. Tels étaient autrefois certaines statues, certains monolithes, les gigantesques linghams de granit de l'Inde et les phallus des temples grecs et romains. Tel également le curieux talisman du château de Blarney, en Irlande. Au sommet de ce castel historique se trouve une pierre portant la date de 1703 que de nombreux pèlerins viennent embrasser. Voici comment un poète célèbre les dons magiques de cette pierre :

La pierre qui est là
Possède la vertu
De douer d'éloquence
Celui qui la baise.
Il pourra désormais
Conquérir le cœur
De celle qu'il aime.

Il faudrait une véritable encyclopédie pour classer et mentionner tous les monuments de cette espèce : pierres enchantées, rochers magiques, arbres fétiches, dont les campagnes sont remplies. Dans le fond de certaines provinces encore arriérées et superstitieuses, il n'est pas une localité qui n'ait son pèlerinage d'amour, sa roche merveilleuse, son chêne séculaire ou sa statue informe chers aux amoureux, surtout aux amoureuses, qui viennent dévotement l'effleurer de leurs lèvres ardentes, dans l'espoir d'une réussite prochaine en amour.

VII

Passons maintenant aux métaux. Ils ont joué dans l'antiquité un rôle symbolique qu'on retrouve dans les écrits des philosophes hermétiques. Nous dirons un mot seulement de ceux qui ont quelque rapport avec l'amour.

Selon Artéfius, le cuivre vient de Vénus ; sa nature est comme celle de Vénus ; il était appelé aphrodite et aphrondon chez les Grecs et chez les Chaldéens, du nom de leur Vénus, Bilati.

« L'éclat bleuâtre de Vénus, dit M. Berthelot, dans son étude sur les signes des métaux et des planètes, l'étoile du soir et du matin rappelle la teinte des sels de cuivre, métal dont le nom seul est tiré de celui de l'île de Chypre, consacré à la déesse Cypris, nom grec de Vénus. De là le rapprochement fait par la plupart des auteurs... Cypris était assimilée elle-même à Hathor, la divinité égyptienne multicolore dont les dérivés bleus, verts, jaunes et rouges du cuivre rappellent les colorations diverses. »

M. Berthelot rapporte, d'après Zosime, la très curieuse légende du mythe de l'étain. « Dans l'Occident, dit cet auteur, il existe une source d'étain liquide. On offre au dieu de cette source une vierge afin de l'attirer au dehors ; il s'élance pour la poursuivre et des jeunes gens apostés le frappent avec des haches de façon à le couper en lingots. »

Le pouvoir mystérieux de l'aimant avait frappé les Arabes. Ils croyaient qu'en s'en noircissant les paupières, on s'attirait infailliblement l'amour de la personne aimée.

Enfin, le soufre semblerait avoir été en quelque sorte consacré à Vénus. Dans une de ses conférences sur le soufre, M. Schutzenberger s'exprime ainsi : « Le culte de Vénus, déesse de la beauté, était en faveur dans les localités où les eaux sulfureuses étaient utilisées. Aujourd'hui encore, en Italie, près de chaque source se trouve une chapelle dédiée à une sainte qui, suivant le pays, porte les noms de Venera, Venerea, Venerina. L'étymologie est claire : ces chapelles sont d'anciens temples païens, transformés en monuments chrétiens, et la sainte Venera n'est autre chose que la Vénus païenne. N'est-ce pas à Milo que l'on a trouvé cette belle statue de Vénus, un des chefs-d'œuvre de l'art antique ? »

VIII

Les pierres précieuses ont joué et jouent encore un rôle autrement important en amour.

Parmi ceux qui s'occupèrent des vertus secrètes des pierres précieuses on cite l'évêque Marbode, auquel un poème sur ce sujet fut attribué. Les vertus de ces pierres et leurs rapports avec les planètes ont été exposés dans le traité de Zozime : « pour Théosobie, reine et prêtresse. » Nous y reviendrons tout à l'heure.

Voici d'abord une sorte de langage des pierres précieuses que nous empruntons à la baronne Staffe.

Les pierres blanches signifient : pureté, foi, fidélité ;
Les rouges : ardeur, force ;
Les bleues : constance, félicité.
Les jaunes : divinité (adoration sans doute) ;
Les vertes : espérance ;
Les violettes : amour, passion, souffrance ;
Les oranges : enthousiasme ;
Les lilas : faible amitié.

Outre leur langage symbolique, les pierres peuvent se faire les gracieuses interprètes de nos sentiments d'une manière plus simple. L'ordre alphabétique supplée alors à l'ordre emblématique et l'on peut offrir des bracelets ou des colliers qui sont de véritables acrostiches.

Exemples, toujours d'après l'auteur que nous venons de citer :

C	ornaline	Chérie.
H	yacinthe	
E	meraude	
R	ubis	
I	ris	
E	scarboucle	

A	méthyste	Adorée.
D	iamant	
O	pale	
R	ubis	
E	meraude	
E	scarboucle	

Parmi les pierres précieuses emblèmes d'amour on compte encore :

Le lapis, pierre de la planète Vénus qui passe pour donner l'amour ;

L'escarboucle dont la signification est : amour dévorant ;

La topaze, symbole de l'amour vrai et désintéressé ;

La perle, emblème des amours permises ;

L'allectorie, la rajone, l'aquilaire, l'améthyste, pierre de Vénus, elles aussi, révélant aux initiés qu'on souffre le doux martyre d'amour ;

L'émeraude, pierre des vierges, emblème des premières amours ;

La turquoise assure la réussite en amour ;

Le jaspe a les mêmes qualités que la perle.

Emile Michelet énonce ainsi les précieuses qualités du diamant :

« Il agit fortement sur l'organisme féminin, le sollicite en une délicieuse exaspération.

« Il y a dans le feu aigu, dans le bleuâtre éclat du minéral un je ne sais quoi de sidéral, d'éperdu, de stellaire, devant lequel s'épanouit, se grise l'âme de la femme. »

Si nous en croyons la baronne Staffe, un des auteurs les plus documentés en ces matières, Agnès Sorel, la gracieuse favorite, fut la première femme de France qui porta un collier de diamants.

L'ambre est le symbole de l'engagement d'amour et des fiançailles.

Dans l'*Odyssée*, Eurymaque, un des prétendants à la main de Pénélope, lui fait présent d'un collier d'ambre serti d'or afin de s'attirer son amour.

« Au moyen âge, dit la baronne Staffe (*les Pierres précieuses et les bijoux*, p. 31), les fiancés princiers échangeaient des bijoux d'ambre en signe d'engagement. » Elle cite à l'appui Guillaume de Saxe Weimar donnant à sa fiancée, Charlotte de Saxe, un amour d'ambre contre lequel elle lui donnait une main de même substance contenant la fleur symbolique « Vergiss-mein-nicht ».

Le troubadour Pierre des Bonifaces, très versé dans les choses de la magie, a fait un poème provençal sur la vertu des pierres précieuses. On y lit entre autres que la topaze « restreinct l'ire et la luxure, que le béril fait enamourer et que le grenat donne contentement et joie. »

La discrète et distinguée gemme qu'est l'opale, joue le rôle néfaste de traitresse de mélodrame.

Amants ou fiancés, regardez-y à deux fois avant de l'offrir. C'est sans doute la pierre que Médée reçut de Jason, que Ménélas offrit à Hélène, la pierre maudite des amours fatales et malheureuses. Voici d'ailleurs le réquisitoire que dresse la baronne Staffe contre cette pierre. « Fatale à l'amour aujourd'hui ou procurant un amour néfaste, il est pourtant un moyen de lui faire perdre ses tristes propriétés, c'est de ne jamais l'accepter en présent ; c'est de ne porter que celles qu'on a achetées. »

Un des noms chinois de la pierre de jade est : profonde vérité, titre qui se rapporte évidemment aux qualités occultes qu'on attribue au jade. Le livre sacré des Rites compare le sage à la pierre de yu (jade) : « L'éclat tempéré du yu, c'est l'humanité ; sa dureté parfaite, c'est le savoir ou la prudence ; ses angles, que rien ne saurait émousser, représentent la justice ; suspendu, il représente l'urbanité ; frappé, il rend un son pur qui se prolonge avec une harmonie inexprimable et qui représente la joie ; son éclat, quand il est sans défaut et sans tache, c'est la droiture ; le rapport exact de ses faces, c'est la fidélité ; sa substance est celle de l'arc-en-ciel. »

Les pierres précieuses servaient à composer des talismans plus ou moins compliqués où l'astrologie avait quelquefois une part importante. M. Lajard[1] décrit ainsi une amulette de Vénus qui lui fut envoyée du levant. « C'était, dit-il, une belle sardonyx ovale gravée en creux. On y observait un petit globe placé

1. *Recherches sur le culte de Vénus*. 3e mémoire.

dans la partie supérieure entre le soleil et le croissant de la lune. A gauche, au-dessous du croissant et à côté d'une légende en caractères du genre phénicien, se trouvait l'image du ctéis et plus bas une tête de taureau et une tête de vache se regardant l'une l'autre, placées l'une sous l'image du soleil, l'autre sous le ctéis du croissant. »

C'est également au règne minéral que les tribus bohémiennes empruntent les éléments nécessaires à la confection d'un célèbre talisman d'amour.

Ce talisman se compose de minéraux mâles et femelles alternant l'un et l'autre et sympathisant entre eux de façon à créer un irrésistible courant, magnétique, en somme une vraie pile électrique.

Voici, d'ailleurs en quels termes M. Christian fils s'exprime sur ce joyau bizarre dans une interview qui lui fut prise au cours de l'enquête sur la magie publiée dans la *Cocarde* par M. Austin de Croze.

Sortant d'un tiroir des fragments de métal et de pierre, M. Christian fils les désigne à son interlocuteur :

— « Tenez, dit-il, ceci fut un de ces bijoux maudits. Il a son histoire et je vous en garantis sur mon honneur toute l'authenticité. Un mien ami l'avait rapporté d'Espagne, sans y attacher la moindre importance.

« Quinze ou seize ans après, alors que son âge eût dû le rendre plus réservé, il s'éprit follement d'une personne avec laquelle, — pour toutes sortes de raisons — tout rapprochement était impossible.

« C'est alors que, cédant à l'affolement, il voulut

éprouver la vertu du talisman. Il plaça le bijou sur son cœur (c'est là seulement que sa puissance est effective) et dès la première rencontre l'effet fut presque immédiat.

« La seule présence du talisman suffisait pour établir un courant de suggestivité douce, parfois suivie d'une écrasante torpeur. Honnête, mon ami sut trouver assez de force pour arrêter à son prologue ce mystérieux et diabolique roman; et j'étais là quand, faisant preuve de courage, il prit un marteau et brisa ce bijou ensorcelé que vous tenez en vos mains.

« Une particularité : cette pierre, ce charme, appelé par les gitanes « el embra » affecte la forme d'une petite main fermée; or à la voûte d'entrée de l'Alhambra de Grenade, — voyez le rapprochement étymologique, — palais construit selon les rites magiques, se trouve suspendue une main fermée et à terre, juste au dessous, une clef. »

IX

Passons maintenant aux talismans végétaux.

Une couronne de verveine est, parait-il, un charme merveilleux dans l'amour. « Si quelqu'un la porte sur soi, dit le *Grand Albert*, il sera fort vigoureux dans le coït, pourvu qu'il n'ait rien autre que cette herbe. »

Mais si la verveine est excellente, rien ne vaut la mandragore.

> Mandragore charmée,
> Fais que je sois aimée.

La mandragore est une solanée, proche parente de la belladone, dont les racines affectent la forme d'une figure humaine soudée par un buste minuscule à des jambes plus ou moins baroques. On attribuait toutes sortes d'avantages à la possession de cette plante que le vulgaire croyait douée de propriétés mystérieuses.

La mandragore bouleversa le moyen âge. Les kabbalistes les plus remarquables s'occupèrent de sa nature. Elle souleva d'ardentes polémiques. Pour les uns ce fut une simple racine comme celle que nous venons d'indiquer. Pour les autres, c'était un petit farfadet ou lutin qui se mettait à votre disposition, un génie familier que l'on pouvait se procurer à l'aide de pratiques magiques.

Le *Petit Albert* nous a conservé la formule d'Avicenne pour la confection d'une sorte de mandragore :

« Prendre un gros œuf de poule noire, le percer, en faire sortir la grosseur d'une fève de blanc et, l'ayant rempli de semence humaine, en boucher le pertuis bien subtilement en y coulant un petit morceau de parchemin humecté; puis le mettre couver au premier jour de la lune de mars dans une heureuse constellation de Mercure et de Jupiter et, au bout du temps convenable, l'œuf venant à éclore, il en sort un petit monstre, on le nourrit dans une chambre secrète avec de la graine d'aspic et des vers de terre. S'il vient à mourir, on le met dans un bocal de verre avec du bon esprit-de-vin bien bouché. »

Mais c'est là un monstre exceptionnel et la véritable mandragore était la plante dont nous avons parlé plus haut.

Les plus grandes précautions étaient requises pour s'en emparer ; peu de monde se souciait de l'arracher soi-même, car elle faisait entendre alors de tels cris et de tels gémissements que les plus audacieux s'enfuyaient, terrifiés.

Pour tourner cette difficulté on dressait des chiens à déterrer les précieuses racines, et, afin qu'ils ne fussent pas impressionnés par les plaintes déchirantes de la mandragore, on leur encapuchonnait avec soin les oreilles. Un croquis à la main datant du XVe siècle et conservé au musée de Nuremberg a pour sujet un chien déterrant une mandragore ; seulement, au lieu d'avoir bouché les oreilles du chien, son maître sonne du cor comme dans une chasse, tant afin d'exciter l'animal que pour étouffer les cris de la malheureuse plante. Suivant les rites coutumiers, il fallait, — grave précaution que nous allions presque oublier, — que le chien fût noir, couleur chère aux sorciers.

Suivant certains auteurs, il semble qu'en confiant aux chiens la corvée d'arracher les mandragores l'homme n'avait pas seulement pour but d'éviter l'apitoiement ou la terreur que pourraient lui causer les plaintes quasi-humaines de la racine inestimable.

D'Herbelot, dans sa *Bibliothèque Orientale*, assure d'après les mages Persans, entre autres Listhfallah-al-Halimi, qu'il y a péril à couper ou arracher l' « abrousanam » (nom arabe de la mandragore), et que le meilleur système à employer est d'attacher à la plante un chien que l'on frappe à coups redoublés et qui accomplit la dangereuse besogne sans autre risque que pour lui-même.

Les propriétés réelles de la mandragore, c'est-à-dire ses propriétés stupéfiantes et narcotiques, suffisaient à la rendre précieuse aux anciens maitres mires qui les connaissaient parfaitement et qui en faisaient une certaine consommation, l'utilisant comme anesthésique.

Mais ce côté thérapeutique importait peu aux sorciers qui préféraient infiniment l'utiliser comme talisman universel aussi utile pour faire la guerre où il préservait de mort et de blessure, que pour faire l'amour où il vous rendait également invincible.

Théophraste, dans son *Histoire des Plantes*, raconte en ces termes la récolte de la mandragore :

« Ils tracent autour d'elle trois cercles avec une épée et la coupent en regardant vers l'Occident. Ils dansent en cercle autour de la racine, en tenant des propos relatifs surtout aux plaisirs de Vénus. »

Les anciens avaient appelé cette herbe Circé en souvenir de la célèbre magicienne et parce qu'ils crurent longtemps que c'était par son pouvoir qu'elle avait changé en pourceaux les imprudents compagnons d'Ulysse.

Plusieurs commentateurs de la Bible ont affirmé

que la légendaire pomme qui perdit notre aïeule commune Ève n'était autre que la pomme de mandragore, appelée aussi pomme d'amour.

A titre de simple curiosité et pour bien fixer la valeur que nos ancêtres attribuaient à la mandragore, il suffit de rappeler que les contemporains de Jeanne d'Arc répandirent le bruit qu'elle ne devait sa valeur et ses victoires qu'à la possession d'une de ces plantes. Les juges de la Pucelle lui demandèrent même au cours de son procès ce qu'était devenue sa mandragore, et Jeanne nia en avoir jamais eu en sa possession bien qu'elle sût que ce fût un talisman précieux pour faire fortune.

On pense bien que la contrefaçon, qui est de toute antiquité et de tous pays, ne bouda point contre la tentation de se livrer à l'imitation d'une denrée si précieuse et de si bon placement.

Des imposteurs, des sorciers, des marchands d'orviétan se mirent à l'œuvre, et bientôt on vendit des racines de toutes plantes auxquelles on avait préalablement donné la forme d'un homme ou d'une femme. Ces sortes de poupées se payaient très cher. On devait de temps en temps les baigner dans l'eau chaude, les vêtir soigneusement, etc.

Citons, à ce sujet, un curieux passage d'une lettre datée de Leipzig, 13 février 1575, écrite par un brave bourgeois à son frère qui venait de lui apprendre sa ruine complète.

L'excellent homme le plaint et lui relève le moral en lui annonçant l'envoi d'une mandragore qui rétablira sa fortune.

« D'abord, lorsque tu l'auras reçue, écrit-il, tu la « laisseras reposer tranquillement trois jours entiers. « Puis, après le troisième jour, tu la prendras et tu « la baigneras dans de l'eau chaude. Avec l'eau de « ce bain, tu aspergeras ton bétail et le seuil de ta « maison. Ton sort changera et tu redeviendras cer- « tainement à ton ancienne fortune, si tu prends con- « seil de ta mandragore. En outre, chaque année, il « te faudra la baigner quatre fois, et, chaque fois, « après le bain tu la revêtiras de ses habits de soie « et tu la coucheras soigneusement au milieu de tes « plus beaux vêtements. Tu n'as pas besoin d'en « faire davantage.

« .... Si tu as besoin de conseils et de directions « tu n'as qu'à placer ta mandragore sous ton aisselle « droite et tu sauras incontinent si la chose que tu « as en vue est opportune ou non... »

« De nos jours la superstition à la mandragore n'est pas encore déracinée. En Russie les charlatans la débitent couramment aux moujicks abrutis comme des talismans extraordinaires. Elle porte là-bas le nom de « tête d'Adam », Adamova golova. En Chine on paye les mandragores d'autant plus cher qu'elles se rapprochent davantage de la figure humaine. Il y a vingt ans, on en payait couramment jusqu'à 6.000 francs pièce.

X

Les occultistes sérieux n'attachent aucune importance aux formules plus ou moins incohérentes des grimoires et veulent que les vrais talismans soient combinés suivant des règles logiques et appropriés à l'effet que l'on en veut obtenir.

Les influences les plus sensibles et les plus indéniables en magie étant celles des sept planètes, c'est à leur puissance qu'il faut avoir recours.

Le talisman de chacun de ces astres doit être fait aux jours et heures qui lui sont consacrés, du métal qui lui appartient. Il doit être combiné aux parfums de la planète. Puis, pour le conserver en bonne vertu, il faut le renfermer dans un sachet aux couleurs favorables, c'est-à-dire aux couleurs se rapportant à la planète sous les auspices de laquelle l'œuvre magique s'accomplit.

Mais rendons la parole à l'auteur du *Cours d'Astrologie* et des *Clefs secrètes du Magnétisme* qui va nous initier à la parfaite confection d'un talisman d'amour.

« Mettons, dit-il, qu'épris d'une femme, je veuille me faire aimer d'elle et que, pour en arriver là, je m'adresse à la magie. Quel sera mon moyen?

« Un talisman d'amour lequel, porté sur moi, doit me rendre maître du cœur de celle que j'aime. Je veux qu'il soit puissant d'effet, et dès lors, tout en-

entier au désir qui me tient, je concentre ma volonté sur lui en disant : il sera en cuivre, parce que le cuivre est le métal affecté à Vénus, dame d'amour et astre qui régit la faculté d'aimer. Ceci fait, ma volonté est attachée au principe premier de mon œuvre.

« En fait de cuivre, il est certain que je puis prendre le premier morceau venu, sa valeur étant, comme métal, la même ici que là. Mais il est certain aussi que si je m'oblige à tel morceau de cuivre plutôt qu'à tel autre, je donnerai double puissance à mon action créatrice puisque je donnerai double impulsion à ma volonté.

« Je lui donnerai la forme ronde parce que les courbes relèvent de l'influence de Vénus et que le talisman relève d'elle. Je le burinerai avec les signes qui lui appartiennent, le tout aux jours et aux heures qui sont dédiés à la planète, en le consacrant d'après les rites voulus. Puis je le mettrai dans un sachet en soie couleur de la planète et le pendrai à mon cou par un ruban de même nuance, et toutes ces prescriptions seront autant d'actes qui fixeront ma volonté ou mieux encore mon verbe au talisman dont l'action occulte doit me donner la réussite cherchée... »

Voici les principaux éléments de ce talisman.

Sont dédiés à Vénus :

Métal : cuivre.

Lettre : H.

Note de la gamme : ré.

Jour : vendredi et le 23.

Nombres : 6 et 23.

Animal : la colombe et les animaux lascifs et roucoulants.

Fleur : la rose.

Genre de musique : la mélodie.

Pierres précieuses : celles qui sont vertes ou tirant sur le vert.

Couleur : verte.

Odeurs : les odeurs vives et excitantes.

Arbre : l'olivier.

Voici maintenant, à titre de curiosité, la formule d'un talisman astrologique fort simple, mais très efficace, dit-on, et qui nous a été conservée par ce merveilleux érudit qui s'appelait le bibliophile Jacob, dans son ouvrage sur *Quelques curiosités des Sciences occultes :*

« Faire deux images représentant l'ascendant à la première fasce, que Vénus soit en icelle, que la lune soit dans la première fasce du taureau et dans sa douzième maison.

« Joindre ces images de façon à ce qu'elles s'embrassent, les enterrer dans le lieu où habite une de ces personnes, et elle s'aimeront constamment. »

XI

Les lettres et surtout les nombres ont un pouvoir occulte, une puissance magique reconnue depuis la plus haute antiquité. Pour Franck, c'est en lisant le *Livre de la création* (Sepher Jetzirah) qu'on trouve la première trace de l'importance donnée aux nombres et aux lettres et qui fait comprendre comment est née la Kabbale pratique donnant à ces nombres et à ces lettres le pouvoir de changer le cours de la nature.

Certains mots, certains noms auraient aussi un pouvoir magique. Dans le Livre de Zosime, nous dit M. Berthelot, il est question de sept talismans préparés par Salomon suivant le nombre des planètes ; ces talismans ne seraient autres que des bouteilles d'électrum dans lesquelles il aurait enfermé des démons qui désormais sont à son service et ne peuvent résister aux neuf lettres magiques inscrites dessus.

Parmi les mots dit magiques dont les influences sont indéniables, un auteur moderne, Amad, dans son *Bréviaire des amoureuses*, signale le mot « Naud. » Nous renvoyons à cet ouvrage ceux qui seraient curieux de connaître l'usage de ce mot dont l'action, au dire de son révélateur, est infaillible.

D'après Ibn Khaldoun, la science des propriétés occultes des lettres de l'alphabet se nommait « simià. » « Les mots, dit-il, ainsi que les lettres dont ils se composent procurent à l'âme la faculté d'agir sur le monde de la nature, et, par conséquent, de faire des impressions sur les êtres créés. » Et il ajoute : « La pratique de l'art talismanique nous a fait connaître la vertu des nombres aimables. On les nomme aimables parce que les parties aliquotes de l'un, c'est-à-dire la moitié, le quart, le cinquième et le sixième étant additionnés donnent une somme égale à l'autre nombre. Les personnes qui s'occupent de talismans assurent que ces nombres ont l'influence d'établir une union et une amitié étroite entre deux individus. »

De plus, nous apprend encore Ibn-Khaldoun, celui qui opère au moyen de noms mêle quelquefois les influences des mots et des noms à celle des astres. Il assigne aux noms excellents (ceux de Dieu) ou aux amulettes qu'il a dressées avec ces noms, ou même à tous ces noms indistinctement des heures favorables à leur emploi, heures qui participent aux qualités bienfaisantes de l'astre qui est en rapport avec le nom.

El-Bouni a suivi cette pratique dans son ouvrage intitulé *El-Anmat*.

Au sujet des propriétés des nombres et en particulier du nombre 7, Aulu-Gelle rapporte cette curieuse interprétation de M. Varron sur l'influence de ce nombre dans la formation de l'homme :

« Lorsque la semence a pénétré dans le sein de la femme, pendant les premiers jours les germes se réunissent et s'agglomèrent en s'épaississant et deviennent ainsi susceptibles de recevoir la forme ou la figure.

« Au bout de 7 semaines, quand l'enfant doit être du sexe masculin, la tête et l'épine dorsale se forment. Vers la 7e semaine, c'est-à-dire le 49e jour, le fœtus humain est achevé. »

D'après ces théories, l'homme n'est plus qu'un fait arbitraire de la volonté terrible de la nature. La destinée dépend d'une combinaison de lettres, de mots ou de nombres. « Quelle volonté ? quel mot ? quel nom ? C'est là la question, la grande inquiétude de l'homme. Le mystère universel est de connaître de quelles syllabes, de quelles lettres est le nom de Dieu. Une puissance épouvantable y est, et l'on y participe dès qu'on peut prononcer ce nom.

« Maudits soient les profanes qui en trahiront le secret. Les Septante veulent qu'on lapide celui qui le révèlera.

« Ce nom s'étend. De 3 lettres (pour exprimer, embrasser les perfections divines), il croît jusqu'à 12 lettres, jusqu'à 42. L'alphabet est divin. Chaque lettre est une force de Dieu. C'est au moyen de l'alphabet qu'il a créé. L'homme même, par l'emploi de certaines lettres, pourrait créer, pourrait guérir...

« Tout s'allie dans le radotage. Cette magie de l'alphabet, cette bizarre superstition des lettres se mêlait on ne sait comment à un mysticisme universel où l'homme croyait se perdre en Dieu [1] ».

Cette influence des nombres a aussi son importance en amour.

Les nombres dédiés à Vénus avec leurs noms mystiques sont les suivants :

7 ayant pour nom mystique Ahéa.
49 — — Haghiel.
157 — — Kedemel.
1252 — — Ben Seraphim.

La table des nombres de Vénus que nous donnons

1. Michelet, *Bible de l'humanité*, p. 386.

ci-dessous est un des talismans les plus puissants de l'amour. Gravée sur une lame d'argent représentant la déesse sous les traits de Vénus fortunée, elle « procure la concorde, détruit les dissensions, fait avoir la bienveillance des femmes, contribue à la conception, empêche la stérilité et rend puissant dans la copulation ».

Voici cette table :

22	47	16	41	10	35	4
5	23	48	17	42	11	29
30	6	24	49	18	36	12
13	31	7	25	43	19	37
38	14	32	1	26	44	20
21	39	8	33	2	27	45
46	15	40	9	34	3	28

XII

Il en est des talismans et des amulettes comme de la prière. Le sceptique n'a rien à en attendre, car c'est dans la foi qu'ils inspirent que réside leur principale force.

Le sauvage qui, portant son gri-gri, se précipite sur les baïonnettes européennes avec la ferme conviction qu'elles seront sans pouvoir contre lui, puise du moins dans cette illusion un courage invraisemblable qui, plus d'une fois, a fait reculer les troupes civilisées, stupéfaites de tant de témérité.

Ainsi, tel qui, durant de longues années, se sera

trouvé tellement intimidé en présence de la femme qu'il aura perdu les occasions les plus favorables de goûter aux joies de l'amour, et aura vécu, nouveau Tantale, assoiffé de jouissances et de désirs dont il n'osait approcher, marchera tout à coup crânement à la conquête de la plus hautaine sur la foi de l'abraxas dont il s'est muni pour vaincre.

« Les talismans sont des amulettes scientifiquement combinées et établies, et sont des talismans en petit, les croix, les scapulaires, etc., dit Mme Louis Mond dans *Les clefs secrètes du magnétisme*. Les uns et les autres ne sont, lorsque la foi de celui qui les porte les a consacrés, que les réceptacles ou condensateurs des courants émis dans l'intention qui les motive, que des moyens d'action permanente et continue.

« Les anciens, plus versés que nous dans les intelligences de la nature, savaient que toute forme a sa raison d'être, partant sa force et sa puissance dans l'idée qu'elle représente, et même son langage à elle, bien différent de celui des autres ; d'où il résulte que les courants étant créés dans le sens d'une forme plutôt que dans celui d'une autre, ils ne peuvent que se différencier entre eux d'effets et de mouvements ; ce qui est de fait, tout courant prenant la forme et les qualités de son point de départ... »

Mme Louis Mond fait ressortir que, par exemple, un courant partant d'un point triangulaire agit « triangulairement » et produit un tout autre effet que le courant d'un carré ou d'un cercle, « en ce sens que, traversant l'atmosphère autrement que le précédent, il lui donne des vibrations différentes et autres que les siennes à lui ; ce qui amène d'autres effets et résultats, ce qui est logique sans qu'on puisse conclure autrement. »

CHAPITRE XII

LE LANGAGE DES FLEURS

I. Le langage des fleurs. — II. Les heures où parlent les fleurs. — III. Les fleurs de Vénus dans l'antiquité. — IV. Le langage des timbres-poste.

I

Les fleurs ont souvent été, aux yeux des amoureux, des emblèmes et des symboles. De nos jours encore, la jeune fille incertaine effeuille une marguerite : « Il m'aime, il ne m'aime pas ! » La réponse de la fleur est comme un oracle du ciel.

Mais c'est surtout au temps de la chevalerie que les fleurs parlaient. Si une dame plaçait sur la tête d'un preux chevalier épris d'elle une couronne de marguerites blanches, cela signifiait : « Je songerai à votre aveu »... sans autre encouragement, une sorte de fin de non-recevoir, simple acceptation d'hommage sans espoir. Mais si la dame plaçait sur le front de celui qu'elle couronnait non plus des marguerites, mais des roses, celui-là était l'élu, car les éloquentes messagères embaumées disaient : « Je consens à votre bonheur. »

A titre de curiosité, nous avons dressé une sorte de tableau du langage symbolique des fleurs en Orient, au moyen âge, et dans les temps modernes.

SIGNIFICATION	ORIENT	MOYEN AGE	MODERNE
Abandon	»	»	Anémone
Absence	»	»	Absinthe
Adresse.........	»	Genêt	»
Affliction.......	Basilic	»	»
Agitation	»	»	Sainfoin
Amabilité	»	»	Jasmin
Amertume......	»	Hysope	»
Amitié	»	Glycine	Myrthe
Ami-amie	Hyacinthe	»	»
Amour..........	»	»	Lierre
Amour chaste...	Giroflée blanche	Giroflée blanche	Acacia
Angoisse........	»	Bout. rose rouge	»
Aujourd'hui....	Giroflée rouge	»	»
Audace.........	Hêtre	»	Tremble
Avenir	Giroflée blanche	»	»
Beauté..........	Giroflée rouge	Giroflée rouge	Rose trémière
Bienveillance...	»	»	Jacinthe
Bonne nouvelle.	»	Laitue	Iris
Bonté	Muguet	Petitemarjolaine	Pomme de terre
Cher	Réséda	»	»
Consolation.....	»	»	Perce-neige
Constance	Rose blanche	»	Rose-thé
Congé..........	Romarin	Romarin	»
Consentement d'amour......	»	Rose blanche	»
Crainte.........	Menthe	»	Belle de nuit
Déclaration d'amour (désir)..	Marguerite	B. rose blanche	Jonquille
Dédain.........	»	Rose mousseuse	Chardon
Demain.........	Giroflée blanche	»	»
Désespoir......	Cyprès	»	Cyprès
Distinction	Chèvrefeuille	»	»
Distingué	Tournesol	»	»
Docilité	»	»	Œillet blanc
Douleur.........	Basilic	Piment	»
Encouragement.	»	Thym coupé	»
Epouse.........	Myrthe	»	»
Espoir..........	Sarriette	Violette blanche	Aubépine

SIGNIFICATION	ORIENT	MOYEN AGE	MODERNE
Eternité d'amour	Lierre	Romarin coupé	Fraxinelle et immortelle
Félicité	»	»	Acacia rose
Fidélité	Chèvrefeuille et rose blanche	»	Chèvrefeuille
Foi	»	Lis	»
Frère	Oreille d'ours	»	»
Générosité	»	Rose rouge	Feuilles d'orange
Haine	»	»	Basilic
Hier	Giroflée violette	»	»
Honte	»	»	Pivoine
Humilité	Marguerite	»	»
Homme	Œillet	»	»
Infidélité	Rose jaune	»	»
Ingratitude	Lierre terrestre	Lierre terrestre	»
Injustice	»	»	Houblon
Innocence	Muguet	»	»
Ivresse	»	»	Vigne
Jalousie	»	»	Ortie
Je-moi	Narcisse	»	»
Jardin	Jasmin	»	»
Jeunesse	»	»	Lilas blanc
Jeune fille	Rose	»	»
Joie	Anémone	»	»
Jour	Amarante	»	»
Liens d'amour	»	»	Chèvrefeuille
Médecin	Camomille	»	»
Mélancolie	»	»	Feuille morte
Mensonge	»	Gros. marjolaine	»
Mort	Primevère	»	»
Navire	Géranium	»	»
Noirceur	»	»	Ebénier
Nuit	Pavot	»	»
Patience	Camomille	Viol^{tte} d'outrem.	»
Persévérance	»	Thym	Gui
Patrie	Violette	»	»
Passé	Giroflée violette	»	»
Pleurs	Romarin	»	Feuille morte
Promenade	Cresson	»	»
Prison	Pavot	Pavot	»
Pureté	»	»	Lis
Prudence	»	»	Souci et aubépine
Refus	»	Rose mousseuse	»
Secret	»	Rose de Provins	Capillaire

SIGNIFICATION	ORIENT	MOYEN AGE	MODERNE
Silence........	»	»	Rose blanche
Soldat..........	Renoncule	»	»
Supérieur	Tubéreuse	»	»
Souvenir	Pavot blanc	Pensée	Myosotis et pervenche
Temps perdu ...	»	Violette	»
Tourments d'amour.........	»	Fleur de genêt	Belle de nuit
Trahison	Ortie	Ortie	Ciguë
Veuf ou *veuve* ..	Pensée	»	Scabieuse
Visite	Jasmin d'Espagne	»	»
Voyage.........	Pied d'alouette	»	»
Volupté	»	»	Tubéreuse
Vice............	»	»	Ivraie
Vertu	»	»	Lavande

II

Outre leur langage proprement dit, les fleurs ont la propriété de donner aux amoureux une précieuse indication pour fixer le moment si désiré des rendez-vous : c'est l'heure à laquelle elles s'ouvrent régulièrement.

Voici comment se comporte cette « Horloge de Flore », comme l'appelle l'auteur de la *Physiologie de l'amour*, auquel nous empruntons cette énumération :

1 heure du matin : le laiteron de Laponie ;
2 — le salsifis jaune ;
3 — la grande pieridie ;
4 — le liseron des haies ;

5 heures du matin : la crépide des toits ;
6 — la scorsonère ;
7 — le nénuphar ;
8 — le mouron rouge ;
9 — le souci des champs ;
10 — la ficoïde napolitaine ;
11 l'ornithogale ;
Midi : la ficoïde glaciale ;
1 heure du soir : l'œillet prolifère ;
2 la crépide rouge ;
3 — le pissenlit taraxacoïde ;
4 l'alysse alistoïde ;
5 la belle de nuit ;
6 — le géranium triste ;
7 — l'hémérocale safranée ;
8 — le liseron droit ;
9 — le nyctanthe de Malabar ;
10 — le liseron à fleurs pourpres ;
11 — le silène noctifère ;
Minuit : le cactus à grandes fleurs.

Mais, comme tous les fabricants d'horloges de flore ne sont pas d'accord et donnent des listes forcément incomplètes, nous croyons devoir y ajouter les renseignements complémentaires suivants, puisés à une autre source et tout aussi utiles :

Le liseron des haies est matinal : il ouvre son calice à trois heures du matin ;

La matricaire odorante à quatre heures ;

Le pavot à cinq heures ;

Le liseron grimpant, bleu ou rose, à six heures ;

Les laitrons à sept heures ;

Les nénuphars, à sept heures aussi, s'ouvrent sur les eaux dormantes ;

Le miroir de Vénus à huit heures ;

La nolade à neuf heures ;

Le souci à dix heures ;

Le pourpier à onze heures, comme le trigilia. appelé pour cela « Dame de onze heures » ;

Les ficoïdes à midi ;

Le silène à cinq heures du soir ;

La belle de nuit à six heures ;

Le cierge à grandes fleurs à sept heures ;

Le liseron pourpre à dix heures du soir ;

Les lins aux fleurs d'azur et les cistes, épanouis à six heures du matin, se ferment vers midi ;

Le trigilia s'endort à minuit ;

L'ombelle s'ouvre à onze heures du matin pour se fermer à trois heures du soir ;

Le ficoïde, qui est superbe à sept heures du soir, est refermé à six heures du matin.

III

Dans l'antiquité, certaines plantes et certaines fleurs étaient consacrées aux divinités et particulièrement aux divinités de l'amour. Les *Hymnes orphiques* nous apprennent que les aromates sont le parfum des Nymphes et de Pan ; l'héliotrope, le parfum de Hélios-Apollo ; le myrthe, le parfum de Séléné ; la verveine, le parfum d'Artémis ; la myrrhe, le parfum d'Aphrodite ; le pavot, le parfum de Nyx ;

l'encens, le parfum des Néréïdes; l'anémone et la rose, le parfum d'Adonis; l'asphodèle, le parfum des Erynnies.

Les courges et les grenades avaient leur place dans le culte d'Adonis; un passage de la poétesse Praxilla les met au nombre des fruits préférés de ce dieu.

Quant aux herbes de Vénus, Papus dit qu'elles sont remarquables par leur arôme, comme la verveine, la valériane, le cheveu de Vénus (*Capillum Veneris*), et les fruits consacrés à cette planète sont très doux, comme les poires, les figues, les oranges.

Mais la rose est tout particulièrement consacrée à Vénus. Chez les Egyptiens elle symbolisait la perfection et dans la mythologie grecque, la beauté. Fleur ouverte et épanouie, elle figure le resplendissement de la femme, dans la plénitude de ses charmes. Fleur fermée, en bouton, elle signifie la jeune fille qui n'a pas atteint la complète beauté de son sexe. Anacréon appelle la rose « l'honneur et le charme des fleurs, le désir et le soin du printemps, la volupté des dieux ». Echo du poète antique, Leconte de Lisle dit la « rose aux plis gracieux » :

La rose est le souffle embaumé des dieux,
Le plus cher souci des muses divines.
Je dirai ta gloire, ô charme des yeux,
O fleur de Cypris, reine des collines!
Tu t'épanouis entre les beaux doigts
De l'aube écartant les ombres moroses;
L'air bleu devient rose, et rose les bois;
La bouche et le sein des nymphes sont roses!

Heureuse la vierge aux bras arrondis
Qui dans les halliers humides te cueille!
Heureux le front jeune où tu resplendis!
Heureuse la coupe où nage ta feuille!
Ruisselante encore du flot paternel,
Quand de la mer bleue Aphrodite éclose
Étincela nue aux clartés du ciel,
La terre jalouse enfanta la rose;
Et l'Olympe entier, d'amour transporté,
Salua la fleur avec la Beauté!

IV

A titre de curiosité nous citerons, à la suite du langage des fleurs, des pierreries et des mille et une façons plus ingénieuses les unes que les autres, à l'aide desquelles les amoureux ont trouvé moyen de correspondre, le langage... des timbres.

Dans un curieux petit ouvrage, intitulé la *Poste aux lettres*, M. Paulian donne quelques intéressants détails sur ce mode original de communiquer de cœur à cœur.

La valeur du timbre, sa nuance, la façon de le placer à droite ou à gauche, en haut ou en bas de l'enveloppe, constituent autant de signes mystérieux, auxquels les plus redoutables Cerbères et les duègnes les plus habiles ne peuvent rien trouver à redire. Grâce à ce secret langage, la lecture de la lettre est inutile, un simple coup d'œil sur la suscription de l'adresse et l'amant heureux ou malheureux connait ce qu'il désire. Moins poétique que le Selam, mais bien pratique tout de même cet échange philatélique d'impressions amoureuses. Dans la lutte pour l'amour, le pauvre Bartholo sera toujours vaincu par la finesse de Rosine, et les grilles et les verrous n'y pourront rien.

CHAPITRE XIII

LA DIVINATION EN AMOUR

I. La science augurale et les pressentiments. — II. Les différentes branches de la science divinatoire. — III. La cartomancie. — IV. La physiognomonie, la métascopie, la phrénologie, la chiromancie.

I

« A chaque pas, dit Papus, l'homme attire ou repousse les fluides qui sans cesse se croisent dans le plan de formation de la nature. La plupart des hommes, véritables jouets des puissances fatales, n'ont aucun souci ni aucune conscience de cette action, et les noirs pressentiments, voix mystérieuses de l'infini, n'émeuvent le plus souvent que les poètes et les femmes soumis au despotisme d'Eros ».

Aussi les anciens accordaient une grande importance à la divination et aux pressentiments.

En Chine, la divination se faisait par le « piri », c'est-à-dire l'inspection de l'écaille d'une tortue qu'on brûlait, suivant les différentes figures que la chaleur y formait. Elle s'opérait aussi par le « chi ». Le chi était une herbe spéciale que l'on « consultait à l'aide du livre *Y-King*. Si la tortue et le chi sont contraires au sentiment des hommes, dit le *Chou-King*, ce sera un bien que de ne rien entreprendre, il n'en résulterait que du mal. » (*Chou-King*, partie IV, ch. IV, § 25.)

Le livre chinois ne fait mention de ces consultations augurales que pour la direction des services publics et la conduite que les souverains doivent tenir. Mais, il certain que les Célestes y avaient recours pour connaître la solution de leurs affaires d'amour.

La science augurale jouait un rôle immense aux premiers temps de Rome, et on n'entreprenait rien avant d'avoir consulté les augures.

En amour les présages étaient soigneusement observés. Aussi les poètes grecs et latins avaient fait de l'éternuement un heureux présage d'amour. Ils disaient d'une jolie personne que les Amours avaient éternué à sa naissance : « Les Amours ont éternué pour Sinikidas » (Théocrite). « Heureux époux, dit encore Théocrite à Ménélas, dans l'*Epithalame d'Hélène*, quand tu vins à Sparte quelque dieu éternua sans doute pour faire réussir ton mariage ! »

De même Properce, après avoir énuméré toutes les perfections de sa maîtresse Cynthie, s'écrie :

> Nisi tibi nascenti, et primis, mea vita diebus
> Candidis argutum sternuit omen amor !

III

De nos jours, la divination, surtout en ce qui concerne les choses de l'amour, est toujours en vogue. Voici une énumération abrégée des principales branches de cette science :

Aéromancie. — Divination par l'air.

Alectoromancie. — On mettait du grain sur les vingt-quatre lettres de l'alphabet et on le faisait becqueter par un coq. Le mot obtenu répondait aux questions.

Alomancie. — Présages obtenus par le sel.

Anthropomancie. — Pratique abominable qui consistait à chercher l'oracle du destin dans les entrailles des hommes et des femmes qu'on éventrait tout vivants.

Arithmancie. — Etude des nombres.

Astragalomancie (ou *Cléromancie* ou *Cubomancie*). — Etude des dés.

Axinomancie. — Divination par la hache rougie au feu.

Belomancie. — Divination par les flèches.

Brizomancie. — Divination par les songes.

Capnomancie. — Divination par la fumée. Si elle montait, c'était un heureux présage.

Céromancie. — Divination par la cire. En faisant fondre de la cire dans un vase d'eau.

Cléidomancie. — Divination par les clefs.

Cristalomancie. — Divination par le verre.

Critomancie. — Divination par les gâteaux sacrés.

Cromnyomancie. — Divination par les oignons.

Dactylomancie. — Divination par les bagues, les anneaux.

Daphnomancie. — Divination en faisant brûler une branche de laurier dans le feu : si elle pétillait, bon signe ; si elle brûlait silencieusement, mauvais présage.

Enotopomancie. — Divination par les miroirs.

Gastromancie. — Divination par l'estomac des victimes.

Géloscopie. — Divination par le rire.

Géomancie. — Divination par la terre.

Hippomancie. — Divination par la course des chevaux.

Hydromancie ou *Hydatoscopie.* — Divination par l'eau.

Ichtyomancie. — Divination par la manière de manger des poissons.

Képhalomancie. — Divination par les signes de la tête.

Lampadomancie ou *Lychnomancie.* — Divination par la lueur d'une lampe.

Léchanomancie. — Divination par le moyen de bijoux et pierres précieuses jetés dans un bassin d'eau.

Libanomancie. — Divination par l'examen de la fumée de l'encens.

Lithomancie. — Divination par les pierres.

Margaritomancie. — Divination par les perles.

Myomancie. — Divination par les rats.

Oculomancie. — Divination par les yeux.

Oënomancie. — Divination par les libations de vin.

Onitocritie ou *Oniromancie.* — Divination par les songes.

Onomancie. — Divination par le nom.

Onychomancie. — Divination en frottant les ongles d'huile et examinant les figures qu'elle y forme une fois séchée.

Ooscopie ou *Ovoscopie.* — Divination par les œufs.

Ophiomancie. — Divination par les serpents.

Ornithomancie. — Divination par les oiseaux.

Parthénomancie. — Divination par la virginité d'une jeune fille.

Patmoscopie. — Divination par les battements du cœur.

Pegomancie. — Divination en jetant des dés dans une fontaine ou une source : s'ils s'enfonçaient, excellent présage ; s'ils surnageaient, mauvais.

Pyromancie. — Divination par le feu.

Rabdomancie. — Divination par les baguettes.

Rapsodomancie. — Divination par des vers pris au hasard dans les poètes.

Sciomancie. — Divination par l'évocation des morts.
Spodomancie. — Divination par les cendres.
Sternomancie. — Divination par la poitrine.
Stolésomancie. — Divination par les vêtements.
Théomancie. — Divination par la Kabbale.
Xilomancie. — Divination par les bâtons.

Il y a encore la divination par le marc de café qui se pratique couramment à Paris. Notre concierge qui sur ce point en remontrerait à Papus, nous a dit souvent : « Dans le marc de café, un bouquet de quatre fleurs est le plus heureux de tous les présages et s'il s'y trouve un grand nombre de croix on reviendra à Dieu après la fougue des passions. Un rond dans lequel se trouvent quatre points promet un enfant. »

IV

Quant à la cartomancie, c'est le mode de divination le plus employé à notre époque.

Comme on le sait, le jeu de 32 cartes se compose de 16 figures et de 16 nombres.

Les figures sont les rois, les dames et les valets.

Les rois : David, Charles, Alexandre, César.

Les dames : Argine, Rachel, Judith, Pallas.

Les valets : Lahire, Lancelot, Hector, Ogier.

Au moment, — non de leur invention, comme beaucoup le disent à tort — mais de leur transformation, c'est-à-dire vers la fin du règne de

Charles VII, on était encore en pleine période chevaleresque. Sans parler des héros légendaires, des preux de Charlemagne, des paladins immortels, des chevaliers de la Table-Ronde, on venait de voir de nouvelles grandes figures : le roi Jean, Duguesclin, le connétable de Clisson, Beaumanoir et ses vingt-neuf seconds, Lahire, Xaintrailles, la Pucelle d'Orléans, Dunois et d'autres aussi glorieux. D'autre part, la galanterie était plus vivante et plus en honneur que jamais. Malgré la guerre, les tournois et les cours d'amour florissaient. Deux beautés célèbres jouissaient d'une immense popularité : Ysabeau de Bavière, la belle reine voluptueuse et débauchée, et la gracieuse Agnès Sorel.

On mélangea donc sous des noms allégoriques le présent et le passé. Le roi Charles VII fut représenté sous le nom de David. Le dauphin rebelle n'était-il pas un autre Absalon? Argine, la reine, puisque la transposition des lettres donne clairement le terme latin Regina est Marie d'Anjou, femme de Charles VII : ce fut la dame de trèfle. Pour ne pas faire de jalouse, on mit parmi les reines la maîtresse du roi, à laquelle on donna le nom de Rachel (dame de carreau). Ysabeau de Bavière prit le pseudonyme de Judith et devint la dame de cœur. La sévère Pallas Athèné, ayant le pique pour armoirie, prêta ses traits graves à la Pucelle d'Orléans.

Pour flatter le prince rentré en possession du royaume de France, on lui donna pour compagnon les grands conquérants : César (roi de carreau), Alexandre (roi de trèfle) et l'illustre aïeul Charlemagne, l'empereur à la barbe florie (le roi de cœur).

Passons aux valets. On aurait tort de voir dans ce terme une allusion à des fonctions subalternes ou domestiques. Valet vient de varlet, et le varlet était un aspirant aux plus hauts grades de la chevalerie. Seulement, le varlet étant forcément plus jeune que le chevalier, on fit descendre d'un rang le quatuor héroïque pour leur permettre de jouer les jeunes premiers dans la comédie des cartes.

Il faut croire que Lahire était le plus populaire des guerriers d'alors car on n'hésita pas à baptiser de son nom le valet de cœur. On lui adjoignit trois paladins illustres : Hector, l'héroïque défenseur de Troie (valet de carreau), — Ogier le Danois, un des douze pairs de Charlemagne (valet de pique) — Lancelot du Lac (valet de trèfle), le chevalier impeccable, l'amant glorieux de la reine Ginèvre. Telle est l'explication rationnelle que donne de ces figures Mlle Lelièvre, une des gloires de la cartomancie française.

Du caractère de ces personnages ne peut-on déduire une signification autrement réaliste et poétique à la fois que les banalités des cartomanciennes ignorantes et absurdes?

Quelles figures pour les choses d'amour que celles d'Agnès Sorel, d'Ysabeau, de Marie d'Anjou mises en opposition avec le sombre Hector, le gracieux Lancelot, l'aventureux Ogier, le brave et galant Lahire?

Les rois sont les maris; les valets, les amoureux.

Les autres cartes ne sont que les accessoires. Pardon : les as sont les verbes.

L'as de cœur signifie : aimer ;

L'as de pique : être en peine, trahir ;

L'as de carreau : batailler, triompher ;

L'as de trèfle : gagner de l'argent.

Ainsi l'amour, la souffrance, la guerre et la gloire, enfin l'argent, ces grandes entités de la vie, se trouvent dans ces quatre cartes qui, jointes aux figures, commencent à les animer.

Le reste du jeu figure les participes, les adverbes de lieu, de temps, les prépositions, les conjonctions. Ces auxiliaires aident à comprendre, relient les figures et les verbes, mais leur signification n'a rien de précis. Autant d'opérateurs autant de traductions différentes.

Au lieu des cartes ordinaires, on peut aussi avoir recours aux tarots.

Les tarots se composent de 78 figures hiéroglyphiques peints sur autant de lamelles. Ces figurines, extraites du livre de Thot, le livre sacré des initiés égyptiens, prévoient toutes les circonstances de la vie, si extraordinaires soient-elles, et répondent à toutes les questions. Comme dans la vie, l'amour y tient une large place.

Le premier venu ne peut pas faire parler les Tarots. En effet, outre leur sens visible, les figures ont un sens allégorique qu'il faut savoir interpréter et qu'un esprit grossier et terre à terre ne saurait saisir.

Les grands occultistes vont plus loin, ils leur

attribuent un troisième sens, le sens ésotérique, et ils en arrivent à des déductions d'une telle profondeur, que des centaines de pages ne suffisent pas à l'explication d'une seule figure.

V

Nous ne parlerons que très brièvement des autres sciences divinatoires pratiquées par les spécialistes, et qui sont : la physiognomie, la métoposcopie, la phrénologie et la chiromancie.

La physiognomie est l'art ou la science, à votre choix, de trouver dans « l'ensemble » de la physionomie de l'individu des indices suffisants pour pronostiquer son caractère et sa destinée. C'est surtout la figure qui sert de base à ces conjectures, en vertu du célèbre axiome : le visage est le miroir de l'âme.

La métoposcopie se borne à l'étude spéciale des lignes du front qui, parait-il, en disent beaucoup, en raison de l'impressionnabilité de la peau qui recouvre l'os frontal et qui répercute les mouvements intérieurs que provoquent nos émotions et nos passions.

La phrénologie est trop connue pour que nous nous y arrêtions. Du reste, les récents progrès de la physiologie ont ramené cette branche de la divination à son véritable rang de science d'observation.

Les criminalistes l'ont quelque peu utilisée, mais en la modifiant et l'étendant singulièrement.

Nous empruntons aux mémoires d'une célèbre praticienne de cet art, Mlle J. Lelièvre, la définition de la chiromancie et quelques réflexions y relatives.

« La chiromancie, dit-elle, est l'art de prédire l'avenir par l'inspection des lignes de la main. L'expression de la main ne peut être méconnue soit dans le mouvement, soit dans l'état de repos. Sa position, la plus tranquille, indique nos dispositions naturelles; dans tous ses mouvements, elle suit l'impulsion de l'âme. En un mot, le geste est, après l'organe de la voix, le signe le plus naturel et le plus ordinaire de toutes nos affections; la main a la faculté d'obéir à notre volonté, elle est l'instrument de nos passions. »

On examine de préférence la main gauche, dit-on, parce que c'est le côté du cœur. Mlle Lelièvre, qui a étudié les plus anciens comme les plus récents traités de chiromancie de son époque, nous donne une explication plus sérieuse; selon elle, on examine toujours la main gauche, « parce que la droite étant « plus fatiguée, peut présenter quelquefois dans les « lignes des irrégularités qui ne sont pas natu- « relles. »

Il y a deux branches de chiromancie : la chiromancie physique qui, par la seule inspection de la main, fait deviner le caractère et la destinée des per-

1. *Prophéties de la nouvelle sybille*, p. 260.

sonnes, et la chiromancie astrologique qui fait connaître l'influence des planètes sur les lignes de la main, détermine le caractère des individus et indique, par le calcul de ces influences, ce qui doit leur arriver. »

CHAPITRE XIV

L'ASTROLOGIE ET L'AMOUR

I. Influence de la révolution des astres sur nos destinées. — Les jours fastes et néfastes. — II. La planète de Vénus et les amants. — Science des horoscopes.

I

Les anciens attribuaient une grande influence à la variation des astres sur le cours de nos destinées. Dans un calendrier de l'époque des Ramessides, on trouve des prescriptions relatives aux dates fastes et néfastes. Il conseille notamment de ne pas paraître devant les femmes le 7 de Tôbi et de ne pas s'en approcher le 17. On ne doit pas davantage se baigner le même jour.

Hésiode[1] considère certains jours comme heureux et propices et d'autres comme néfastes. « Le quatrième jour, dit-il, conduis une épouse dans ta demeure, après avoir observé les oiseaux. C'est la meilleure divination pour le mariage. Évite les cinquièmes jours, parce qu'ils sont dangereux et ter-

1. *Les travaux et les jours*, l. II, traduct. Leconte de Lisle, p. 83.

ribles. C'est alors, en effet, que les Erynnies, dit-on, parcourent la terre, vengeant Horkos qu'enfanta Eris pour châtier le parjure... Le dix-neuvième jour ne fait aucun mal aux hommes, mais le neuvième, après midi, est le meilleur jour ; et il est tel aussi pour planter et pour engendrer l'homme ou la femme. »

II

L'astre de Vénus est particulièrement cher aux amants.

Étoile radieuse
Qui te penches vers nous,
Beauté mystérieuse
Dont les yeux sont si doux !
Du haut du ciel splendide
Sur notre obscure séjour
Verse un rayon limpide,
Verse un rayon d'amour !

Tous les poètes ont invoqué

Cette blanche perle attachée
Aux célestes lambris.

Les *Opérations des sept esprits des planètes* placent les génies Hagith et Raphaël sous la puissance de Vénus : ces génies président à l'amour et règnent sur les femmes. C'est eux qui font avoir l'amitié des reines, princesses, grandes dames, et vous font obtenir d'elles tout ce que vous désirez. On les invoque au soleil levant. Hagith est spécialement l'esprit familier de Vénus.

D'après la *Philosophie occulte* d'Agrippa les esprits de Vénus, lorsqu'on les invoque, apparaissent avec un corps joli, de stature moyenne ; leur aspect est aimable et charmant, leur couleur le blanc ou le vert doré par-dessus. Leur démarche est celle d'une étoile très claire. Leur signe : en dehors du cercle des jeunes filles folâtrent et excitent l'évocateur aux mêmes jeux. Représentations spéciales : roi avec un sceptre chevauchant un chameau ; une adolescente délicieusement vêtue ; une adolescente nue ; une chèvre ; un chameau ; une colombe ; un vêtement blanc et vert ; des fleurs vertes ; l'herbe sabine.

« Les sujets nés sous l'influence de Vénus, dit Ély Star[1], aiment la mise élégante et les vêtements clairs. Ils recherchent les plaisirs quels qu'ils soient, sans jamais en être rassasiés.

« Cette signature astrale donne la grâce, la douceur, la bonté, la tendresse et le charme ; l'affabilité et la naïveté, — aussi sont-ils souvent dupés.

« Les parfums et les fleurs sont, en quelque sorte, une nécessité pour les « Vénus ». En musique, ils préfèrent la mélodie et l'harmonie.

« Ils chantent volontiers et recherchent les applaudissements mais plus par désir de plaire que par besoin de briller. Ils sont excessivement soigneux de leur personne. Ils abhorrent les rixes, le bruit,

1. *Les mystères de l'horoscope*, p. 365.

la discorde. Comme les Jupitériens ils sont d'une bonne humeur constante.

Voilà pour les qualités lorsque l'influence planétaire s'est fait sentir chez les sujets dans les meilleures conditions. Mais la médaille a son revers :

« ... Si la planète exagère ses influx, dit le même auteur, et tourne aux excès, elle rend l'homme bestial et lui en applique les stigmates et les passions viles. Les sourcils deviennent broussailleux et formidables ; des narines trop dilatées s'échappent des touffes de poils ainsi que des oreilles, les joues mêmes sont envahies par le duvet révélateur qui semble former sous les yeux une seconde paire de sourcils : ici les passions sont déchainées et la satiété aidant, arrivent bientôt les goûts bizarres et contre nature si, par une volonté énergique, on n'arrive pas à dompter l'insatiable Moloch. »

III

Cette croyance à l'influence des astres sur nos destinées était universelle chez les anciens.

« Les astres, dit Plotin dans les *Ennéades*, les astres connaissent nos vœux. » Un alchimiste fameux, Artéfius, dont M. Chevreul nous a conservé un curieux traité, est du même avis que Plotin. Dans son *Clavis majoris sapientiæ*, il déclare que l'influence d'un astre sur un objet terrestre est déterminée « conformément au principe des semblables par la nature de l'Astre. » Il ajoute et indique comment on peut faire descendre la lumière, l'esprit d'une planète dans un être terrestre, et il est pour nous de toute évidence que ces « lois de l'occulte », si nous pouvons les mettre en analogie avec les lois physiques et chimiques, servirent de base longtemps aux travaux, plus ardus que le vulgaire ne les suppose, des faiseurs de talismans au moyen âge.

Aussi, autrefois, à la naissance d'un enfant, on faisait tirer son horoscope par un devin ou par un mage.

L'horoscope est la figure ou le thème céleste contenant les douze maisons dans lesquelles on enregistre la disposition du ciel et des astres au moment de la naissance du consultant.

Il nous est impossible d'entrer ici dans les détails de ces opérations complexes. Toutefois, parmi les horoscopes rapportés par Ely Star, le moderne Etteilla, nous avons trouvé ceux de Napoléon Ier et de Pranzini, deux types bien différents dans la vie desquels l'influence de Vénus fut remarquable à des points de vue différents. C'est à peine cependant si l'horoscope tient compte de cette influence qui, chez Pranzini notamment, est absolument débordée par d'autres influences maléfiques. Ce dernier horoscope a été établi par Ely Star d'après l'acte mortuaire du meurtrier de Mme de Montille.

Dans un traité fort peu connu de Pontano, à la fin du XIIIe livre du *De rebus celestibus*, on peut lire les théories singulières de ce fervent adepte de l'astrologie sur les causes de la luxure et des affections sensuelles qu'il n'hésite pas à rattacher à des influences astrologiques et à certaines combinaisons des astres.

On lit, dans le même ouvrage, relativement à l'opinion des maîtres de l'époque sur l'origine du mal français, les curieuses opinions de Coradin Gilini et de Wendelin Hock de Bracknau. Voici l'exposé de ce dernier :

« Ce mal avait commencé, pour parler plus justement, dès l'année 1483 de Notre-Seigneur parce qu'en cette année, au mois d'octobre, quatre planètes, savoir : Jupiter, Mars, le Soleil et Mercure, s'étaient rencontrées au signe de la Balance dans la Maison de la Maladie. »

Là, dit l'astrologue, se fit la conjonction de Mars et de Vénus, de Jupiter et de Mercure, de Jupiter et de Vénus et dans le signe du scorpion, dans la Maison même de la Maladie, arrive l'embrasement de Saturne et de Mercure et la conjonction de Saturne et de Vénus.

« Ainsi tout cela annonça la corruption du sang et de la bile et la confusion de toutes les humeurs... tant dans les hommes que dans les femmes. »

Nous n'avons pas besoin de rappeler l'influence que les amoureux attribuaient autrefois à la lune rousse. Une vieille tradition voulait que, durant le premier quartier qui succède à la lune rousse, ils dormissent sur des pétales de roses et accomplissent des prodiges de tendresse.

CHAPITRE XV

LES RÊVES ET L'AMOUR

I. La poésie et les rêves. — II. Les effets des rêves. — III. L'art de se procurer des songes heureux.

I

Dans les *Maîtres Chanteurs de Nuremberg*, Wagner, au sujet du rêve de Hans Sachs qui a vu en songe une Eve merveilleusement belle l'invitant à cueillir le fruit défendu, prête ces mots à l'un de ses personnages :

« Le rêve est le fond du poète ; c'est en le développant et l'appropriant suivant certaines lois pour en accroître la beauté, que celui-ci réalisera l'œuvre d'art.

« Dans le rêve sont les plus vraies illusions de l'humanité ; la poésie n'est autre que l'expression du rêve... »

Aussi Petit-Radet[1] fait remarquer qu'en supposant que la durée des songes égale celle de la nuit,

1. *Sur les meilleurs moyens de se procurer des songes agréables. Mag. Encyclop.*, 1803, t. IV.

ue la chaine n'en éprouvât aucune interruption, on pourrait mettre en doute laquelle de la réalité ou de l'illusion pourrait le plus contribuer à notre bonheur et bientôt on demanderait lequel serait le plus heureux du sultan plongé tout le jour dans les délices de son sérail et tourmenté la nuit par des rêves affreux ou du plus misérable de ses esclaves qui, accablé de travail et de coups pendant la journée, passerait des nuits ravissantes en compagnie de quelques houris.

II

Pierre Darblay[1] fait remarquer que les songes lascifs jouent un rôle important dans le chapitre des désirs. Telles sont les lois qui unissent l'âme au corps que, lors même que les sens sont enchainés par le sommeil, ils demeurent sous l'influence des idées qui leur ont été transmises pendant le jour. Qui ne voit point chaque nuit l'objet de ses amours et de sa passion en rêve et ne transforme pas sa fiction en une apparence de réalité ? Et alors, à quels désordres ne se livre point la folle imagination, car telle est encore une autre loi de cette union de l'âme et du corps que, sans troubler cet enchainement des autres sens, ou, pour ôter toute équivoque sans leur rendre la sensibilité aux impressions

1. *Physiologie de l'amour*, p. 306.

externes, l'âme peut, dans le sommeil, faire naître les mouvements nécessaires à l'exécution des volontés que les idées dont elle s'occupe lui suggèrent. Sous le charme de ces aspirations amoureuses, devançant le désir jusqu'à la possibilité de la réalité, occupée enfin d'idées relatives aux plaisirs de l'amour, et sous le charme d'impressions lascives, les objets qu'elle se peint produisent des effets réels.

Sauvages a rapporté l'histoire d'une jeune fille qui restait assise, ne répondant à aucune question, soit par signes, soit par paroles, tenait ses bras en croix et proférait continuellement ces mots : Jean! Jean! Je demande le Paradis!

Une autre jeune fille dont parle Frank, poussait tout à coup un cri comme si elle eût aperçu un objet désiré. Sa physionomie, de commune qu'elle était, prenait un aspect angélique : assise sur son lit, les yeux ouverts et fixes, tournés vers le ciel, les bras levés et étendus, elle s'écriait : O saint Louis, ô le plus beau des jeunes gens, approchez et recevez-moi!

Immermann cite une dame qui, dans la conversation, s'interrompait tout à coup, tombait en extase et semblait savourer les baisers imaginaires d'un amant mystique.

Dans le *Monde des Rêves* [1], le Dr Max Simon constate que le haschich donne bien des visions de jeunes femmes d'une merveilleuse beauté, « que ces visions soient le résultat d'une hallucination ou, ce qui est

1. Chap. XIV, p. 290.

le plus fréquent, d'une illusion, mais les désirs sensuels ne paraissent pas excités. »

Et cet auteur cite à l'appui de sa thèse un passage du *Club des Haschischins*, de Théophile Gautier, dans lequel le poète raconte ainsi ses impressions personnelles : « Je regardais d'un œil paisible, bien que charmé, la guirlande de femmes idéalement belles qui couronnaient la frise de leur divine nudité : je voyais luire les épaules de satin, étinceler des seins d'argent, plafonner de petit pieds à plantes roses, onduler des hanches opulentes, sans éprouver la moindre tentation. Les spectres charmants qui troublaient saint Antoine n'eussent eu aucune prise sur moi. »

Enfin Larcher rapporte qu'un jeune Egyptien qui n'avait qu'une fortune médiocre, éperdûment épris d'Archidice (une des plus fameuses courtisanes égytiennes), mit à sa disposition, pour une nuit d'amour, tout ce qu'il possédait. Archidice dédaigna son offre. Notre amoureux au désespoir sollicita Vénus de lui donner en songe les faveurs que la belle lui refusait en réalité. Ses vœux furent exaucés, mais l'avide courtisane ayant appris la chose, assigna son soupirant devant les juges en paiement du prix de ce voluptueux songe. Les magistrats les renvoyèrent dos à dos, en conseillant sagement à la belle Archidice de demander à la même déesse de voir en songe l'argent qu'elle réclamait à son fictif amant.

III

La science occulte indique différents procédés pour se procurer des songes heureux.

On appelait à Rome « incubatio » le fait d'aller demander des songes en dormant dans un temple. surtout dans ceux d'Isis et de Sérapis.

Dans le palatinat de Podlachie, les jeunes filles, afin d'apercevoir leur fiancé en songe, disaient, avant de se coucher, la veille de saint André, neuf *Pater* debout, neuf à genoux et neuf assises.

Puis elles chantaient ensuite, en semant des graines de lin dans un pot :

Saint André je sème ce lin,
Le jour de ta fête,
Donne-moi la connaissance
De celui avec qui je le cueillerai.

Il parait que le moyen était bon, car, dans des « Mémoires » qui sont arrivés jusqu'à nous, une demoiselle Cunégonde Jasielska fait au lecteur la confidence suivante : « La veille de la Saint-André mon espoir a été exaucé. Dieu veuille que ce que j'ai rêvé se réalise, savoir que mon père chéri me donnera pour époux M. Etienne. C'est un galant parfait. Sa moustache est si bien peignée et sa chevelure si bien relevée qu'il semble que Cupidon même lui sert de valet de chambre. »

Dans *l'Art de se rendre heureux par les songes*, on relève les deux curieuses formules suivantes :

« Recette pour voir des femmes nues en rêve : Prends une demi-once de semence de cerf ou de nature de biche calcinée, 3 onces de crâne de loup calciné, 1 once de terre sigille, 2 drachmes de bol d'Arménie, de la noix muscade, 3 drachmes de tragacanthe, 1/2 drachme de sel de nitre. Pulvériser le mélange et s'en saupoudrer le sommet de la tête. »

Le mélange de cette poudre avec un égal poids de graisse d'ourse et 5 onces d'huile de baleine, exposé au soleil pendant 40 jours d'été, forme un onguent aux merveilleux résultats.

« Recette pour rêver qu'on couche avec une femme : Prendre 2 onces de racine de scamonnée et de camomille romaine calcinée, 3 onces d'arêtes de morue et d'écailles de tortue, mélanger dans 5 onces de graisse de castor mâle et 2 onces d'huile de scamonnée bleue cueillie dans les premiers jours du printemps. Bouilli avec 1 once de miel et de la rosée recueillie sur des fleurs de pavot, ce mélange, pour donner des résultats, doit rester au soleil pendant deux mois d'été, puis passer tout un hiver en cave dans le sable frais. »

CHAPITRE XXI

LA MUSIQUE ET L'AMOUR

I. Influence de la musique sur les sens. — Les amours de Démétrius Polyorcète et de la courtisane Lamia. — III. Expression de l'amour dans les œuvres musicales de Gounod, R. Wagner, H. Berlioz. — III. La danse. La danse des bayadères. La danse du ventre. La tarentelle, le flamingo, la czardas.

I

« La musique, a dit un philosophe de l'école pythagoricienne, est l'art d'émouvoir par des combinaisons de sons les hommes intelligents et doués d'organes spéciaux et exercés. » De son côté, M. Bellaigue, dans sa *Psychologie musicale*, rappelle le mot typique de Shakespeare : « Music is the food of love, la musique est l'aliment de l'amour, » et le cri de Musset :

Langue que pour l'amour inventa le génie !

« Avec moins de poésie et plus d'esprit, dit le savant commentateur, Berlioz a remarqué que, si l'amour ne pouvait donner aucune idée de la musique, la musique, au contraire, pouvait donner une certaine idée de l'amour ! Oui, sans doute, conclut

M. Bellaigue, une idée de l'amour et même des idées d'amour ; elle exprime l'amour et l'inspire. »

Et l'auteur, à l'appui de sa thèse, fait ressortir que l'effet spécial que les sons produisent sur les nerfs est absolument différent de celui produit par les formes et les couleurs, « de sorte que la musique est à la fois conseillère et interprète d'amour ».

Bien des cantatrices ont dû leurs plus belles conquêtes au charme de leur voix. Un des faits les plus curieux de ce genre est l'amour de Démétrius Polyorcète pour la courtisane Lamia, fille d'un certain Cléonore d'Athènes[1]. Il l'avait ravie à Ptolémée dans un combat près de Chypre. Elle avait près de quarante ans. Courtisane et joueuse de flûte, elle fut fidèle, parait-il, à Démétrius. Elle lui écrivait, selon Alciphron : « Depuis cette nuit sacrée, je n'ai rien fait qui puisse me rendre indigne de tes bontés, quoique tu m'aies donné le pouvoir illimité de disposer de moi. Mais ma conduite est sans reproches, et je ne me permets aucune liaison. Je n'agis point avec toi comme font les hétaïres, je ne te trompe point, mon souverain, ainsi qu'elles le font. Non, par Vénus-Artémis ! Depuis cette époque, on ne m'a pas écrit ni adressé de propositions, car on te craint et on te respecte comme l'invincible. » Démétrius préférait Lamia à toutes ses maitresses plus jeunes et plus belles : Lééna, Chrysis, Antypira, Demo.

Machon qui cite Athénée, nous initie à quelques-

1. Nous empruntons en grande partie les détails qui vont suivre à l'*Histoire de la prostitution* de P. Dufour, t. I.

uns des secrets amoureux de cette vieille joueuse de flûte. Il dit positivement que Démétrius, dans le lit de sa maîtresse, s'imaginait encore l'entendre et suivait avec délices la cadence qui l'avait charmé pendant le souper. Il dit encore que, de tous les parfums que l'Asie savait extraire des plantes, aucun n'était aussi agréable à l'odorat de Démétrius que les émanations impures du corps de Lamia, « quum pudendum manu confricuisset ac digitis contrectasset ». Lamia, dans ses fureurs amoureuses, oubliait qu'elle avait affaire à un roi et elle le tenait enchaîné et haletant sous l'empire de morsures brûlantes. Les ambassadeurs de Démétrius se permirent de faire allusion à ces épisodes de l'amour de Lamia, lorsqu'ils répondirent en riant à Lysimachus qui leur faisait remarquer les blessures qu'il avait reçues dans une lutte terrible avec un lion : « Notre maître pourrait vous montrer aussi les morsures qu'une bête plus redoutable lui a faites au cou. »

Un jour Démétrius eut l'air de lui préférer Lééna. Mais Lamia, lui pressant les bras autour du cou, l'entraîna doucement vers sa chambre en lui murmurant à l'oreille : « Eh bien ! Tu auras aussi Lééna quand tu voudras. » On appelait λεαιναν dans la langue érotique un des mystères les plus malhonnêtes du métier des hétaïres, et Lamia, en prononçant le nom de sa rivale, ne parlait que d'une posture lascive qui lui convenait mieux qu'à Lééna. Aussi l'amour de Démétrius pour cette vieille enchanteresse ne connut plus de bornes. Les plaisanteries glissaient sur cet amour sans l'entamer, et le roi de Macédoine, tout en avouant que sa Lamia n'était plus jeune, prétendait que la déesse Vénus était plus vieille encore, sans être moins adorée. Il se brouilla avec Lysimachus, roi de Thrace, qui l'avait plaisanté sur son amour.

Lamia, pour captiver ainsi le roi de Macédoine, mettait à profit le jour et la nuit avec un art merveilleux ; la nuit, elle forçait son amant à reconnaître qu'elle n'avait pas d'égale ; le jour, elle lui écrivait des lettres charmantes, l'enivrait des sons de sa flûte. Démétrius avait battu les Grecs devant Ephèse, et Lamia célébrait cette victoire sur sa flûte, en chantant : « Les lions de la Grèce sont devenus des renards à Ephèse ».

II

Il y a bien des morceaux de musique célèbres qui sont de véritables pages d'amour. On peut citer : la sérénade de Don Juan, la romance de Chérubin des *Noces de Figaro*, si délicieusement sensuelle, le grand duo des *Huguenots*, celui de la *Favorite*, les stances de *Sapho* (Gounod), la scène des adieux de *Roméo et Juliette*, la scène du jardin de *Faust*, dont M. Bellaigue [1] dit : « Voici l'amour tel que l'a chanté Gounod, sans contrainte et sans mélange. Entre Faust et Marguerite, aucune arrière-pensée, aucune

1. *Psychologie de la musique.*

crainte ne vient s'interposer. Ils s'aiment simplement, complètement et la fleur même qu'interroge la jeune fille lui répond qu'il faut aimer. »

Gounod, en effet, a fait beaucoup par et pour l'amour, et l'amour a tout fait pour lui. Nul sentiment ne l'a porté si haut.

Dans *Tristan et Yseult*, de Richard Wagner, l'occultisme s'est empreint au dedans de l'œuvre et transfigure l'éternelle tragédie d'amour. Aux yeux des « voyants », tous les objets, les événements extérieurs mis en scène revêtent une signification symbolique et deviennent emblêmes sensibles d'événements secrets. Ainsi envisagé, le philtre d'amour, liqueur de feu qui dévore le cœur et l'être tout entier, versé par Brangaene, au lieu du philtre d'expiation et de réconciliation qui doit mettre fin à l'existence, marque une évolution mystérieuse dans l'âme des deux amants. Jusque-là contenu, leur amour, une fois déchaîné, sera plus fort que tous les liens ; désormais, par le véritable pouvoir du philtre, ils s'affranchiront des apparences obsédantes, des réalités décevantes de la vie positive et se réfugieront dans l'imaginaire et libre empire de l'amour. C'est ainsi que de poétiques symboles empruntés à la magie ou au merveilleux sont utilisés par R. Wagner pour traduire dans le drame les grands mystères psychologiques.

Jamais le parallèle entre le voluptueux amour païen et l'amour presque idéal toléré par l'église n'a été mis en lumière, mis en action, peut-on dire, que dans le *Tannhauser*, de Richard Wagner.

Tannhauser, enchaîné au Vénusberg par des chaînes de baisers et de fleurs, comme jadis le paladin Renaud chez Armide, comme Ulysse chez Calypso, finit, dans la satiété du plaisir, par se rappeler qu'il existe là-bas, dans sa patrie, une jeune fille au front chaste, au cœur pur, à laquelle il est fiancé, — Elisabeth.

Violemment, il s'évade du séjour enchanteur, et revient juste pour concourir au tournoi poétique dont celle qu'il aime doit être le prix. Il faut célébrer l'amour. Les aèdes les plus réputés disent de fort belles et de fort poétiques choses sur la question, mais sans feu, sans passion. Aussi, lorsque vient son tour, Tannhauser, l'initié de la déesse même, surexcité par le souvenir des joies délirantes goûtées au Vénusberg, se laisse-t-il entraîner par le sujet. Aux sentimentalités de l'amour fade, aux nuageuses rêveries du platonisme, il fait succéder les transports de la passion, il chante l'ivresse des baisers défendus, le suprême bonheur des enlacements ! Scandale, tumulte dans l'assemblée. Les braves se lèvent menaçants, les épées sortent des fourreaux, et si Elisabeth, éplorée, n'intervenait, c'en serait fait de l'audacieux.

Alors, comme des pèlerins passent, se rendant à Rome en chantant leur hymne de foi, Tannhauser comprend la grandeur de sa faute, et pour racheter à la fois le passé coupable et le mal qu'il vient de causer en l'avouant d'une façon si brutale et si inopinée, il se précipite dans leurs rangs, prêt à aller demander son pardon au blanc vieillard qui trône dans la Ville Eternelle sur le siège de Saint-Pierre.

Confiante en sa promesse, Elisabeth qui, elle, l'a déjà pardonné, guette chaque soir le retour des pèlerins avec lesquels il a juré de revenir.

Les voici enfin.

Ils reviennent las, courbés, vieillis, mais heureux, ivres de foi et d'espérance. Tannhauser n'est pas avec eux! Elisabeth s'enfuit, désespérée, dans la nuit.

Mais le voici cependant; vêtu d'un habit de pèlerin, il arrive par un autre chemin au carrefour où tout à l'heure Elisabeth l'appelait. A sa place, c'est le chanteur-poète Wolfram qu'il rencontre, Wolfram, adorateur dédaigné d'Elisabeth, qui, sacrifiant son amour au bonheur de la vierge désolée, a deviné sa peine, et vient lui aussi guetter le retour de Tannhauser dont il est resté l'ami.

— Où est Elisabeth, demande le chevalier pèlerin?

— Elisabeth! malheureux!... mais d'abord d'où viens-tu?

— Tu le vois.

— Mensonge! Tout à l'heure les pèlerins sont revenus et tu n'étais pas du nombre. Ah! elle a trop bien deviné que c'est d'un autre côté que tu as dirigé tes pas.

Tannhauser avoue, il est retourné au Vénusberg, repris par le besoin des voluptés goûtées jadis.

— Misérable, dit Wolfram. Qu'as-tu fait!

Ce qu'il a fait, il a tué Elisabeth, voilà tout; car au même instant un cortège funèbre arrive sur la route portant le corps de la jeune fille et Tannhauser ne trouve qu'un cri en se précipitant aux genoux de sa victime :

— Sainte Elisabeth ! priez pour moi.

Parmi les manifestations artistiques de l'occultisme en amour, il n'en est pas de plus saisissante que la *Symphonie fantastique* d'Hector Berlioz. On sait que cette œuvre étonnante fut écrite et composée sous l'empire d'une grande passion pour une femme adorée que le maître espérait conquérir par l'irrésistible magie de la musique. Le poète compositeur, s'incarnant dans une sorte de Faust qu'il appelle Lelio, traduit toutes les pensées qui peuvent germer dans l'âme meurtrie d'un amant désespéré.

Un jeune poète veut se suicider par amour. Il absorbe un narcotique. Mais la dose, insuffisante pour le tuer, lui suggère les plus étranges hallucinations. Il rêve qu'il a assassiné celle qu'il aime et les souvenirs de sa victime l'assiègent en foule. C'est une promenade qu'ils ont faite dans la campagne, c'est un bal champêtre avec son orchestre naïf et bruyant, c'est la réminiscence d'une valse qu'ils ont dansée. Oh ! cette valse, comme elle est troublante, comme elle évoque bien l'enlacement des couples oublieux du monde et les ivresses du tête-à-tête tourbillonnant si propice aux brûlantes causeries d'amour. Elle chante, languide, fascinatrice, triomphale. Cette valse, ce n'est pas un vulgaire « leit motiv, » c'est l'incarnation de l'aimée elle-même, c'est le souffle prodigieux de l' « esprit » qui hérisse les cheveux et donne la chair de poule, c'est la mélodie faite femme vous enlaçant de son irrésistible magnétisme.

Mais la scène change, un orage se déchaîne, tout s'obscurcit; comme dans la plupart des mauvais rêves une transformation incohérente s'opère.

C'est la marche au supplice. L'heure de l'expiation est venue. Au milieu d'un cortège sinistre, aux sons lugubres d'une marche d'un rythme implacable et sourd, il s'en va à la mort. Voici le moment suprême; glaive, hache ou couperet, la loi du talion va s'abattre sur sa nuque frémissante... Alors, alors la délicieuse valse revient planer au-dessus de l'harmonie stridente des cuivres. Elle!... toujours Elle! La mort frappe, l'âme s'envole dans le déchaînement de l'orchestre. Mais, voici que tout change encore. Minuit sonne. Des tintements de cloche fêlée appellent sorciers et sorcières au sabbat qui se déroule avec tous les rites sataniques. Pour accueillir dignement l'âme du poète, la diabolique assemblée célèbre en parodie l'office des morts, et le « Dies Iræ », un « Dies iræ » caricatural, grotesque, éclate, sarcastique. L'office terminé, c'est la ronde infernale qui l'entraîne, mais, toujours, dominant le brouhaha des cuivres déchaînés et la tempête de l'orchestre en délire, la valse de l'aimée vient battre des ailes et rappeler au poète l'inoubliable amour qui le poursuivra jusque dans l'éternité.

Berlioz a donné une suite, *Lélio*, à la *Symphonie fantastique*. Mais, de pareilles inspirations ne se retrouvent pas, et l'épilogue, bien qu'il puisse suffire à immortaliser un compositeur de génie, n'est pas à la hauteur de la première partie.

S'il est vrai que les œuvres géniales aient toutes un symbole ésotérique qui fait reconnaitre aux initiés que leur auteur possédait à fond la vraie science, une audition de la *Symphonie fantastique* est la suprême consécration du génie de Berlioz. Le caractère de cette musique est si étrange, si merveilleux, si au-dessus de l'habituelle formule des diableries d'opéra-comique qu'on croirait que le maitre, dédoublant sa personnalité comme les fakirs hindous et les médiums américains, a assisté aux mystérieux rites de l'au-delà.

On sait, d'ailleurs, quel rôle la musique joue dans les opérations magiques. Un chant suave, s'élevant parmi les nuages de parfums, était un adjuvant précieux pour les évocations.

III

Nous bornerons là ces considérations d'esthétique musicale qui sortent un peu de notre sujet. Nous nous bornerons à ajouter un mot sur les séductions amoureuses de la danse qui ont été connues de toute antiquité et qu'apprécient encore tous les peuples.

Le Ramàyana nous décrit les séductions employées par des courtisanes pour séduire un anachorète.

« Quand elles se furent assurées que le richi était sorti de la cabane, elles vinrent se montrer tout à coup aux regards du jeune homme en se plaçant devant lui.

« Puis, se livrant aux ébats les plus divers, elles se jettent des balles, elles chantent, elles sautent et bondissent en folâtrant. Les unes, chancelantes comme dans l'ivresse, tombent et aussitôt se relèvent ; les autres, par leurs œillades, par l'agitation de leurs sourcils, par leurs mains aussi belles que le lotus, se font de ces signes d'intelligence qui enflamment les désirs des hommes.

« Aux sons vibrants des anneaux de leurs jambes, à leur chant plus doux que celui des kokilas, le bois retentissait aussi harmonieux que la ville des Ghandharvas. Leurs légers vêtements se soulèvent en s'agitant avec toutes leurs parures. »

Pour bien se rendre compte de l'influence mystérieuse de la danse sur les sens, il faut se rendre un soir à Biskra où les filles des Ouled-Naïl viennent se prostituer et danser. Entrons dans un café indigène. Voici une jeune musulmane au teint bruni. Ses grands yeux noirs, encore agrandis par le kohl, ont l'éclat des lames des yatagans tirés au soleil : ils boivent l'âme. Ses sourcils, arcs gracieux, descendent jusqu'aux tempes par une ligne délicate. Le souak a rougi ses dents et ses gencives et ses lèvres sont pourpres comme la chair des grenades. Bras et jambes nus, elle a teint avec le henné ses mains jusqu'aux poignets et ses pieds jusqu'aux chevilles, de sorte que le bout de ses doigts ressemble au fruit du jujubier. Son front, son nez, son menton, ses pommettes, ses poignets, sont tatoués de petites étoiles bleues. Elle porte une longue robe avec des voiles aux couleurs éclatantes et qui flottent à ses côtés comme deux ailes. Sur son front, un diadème d'argent. Une ceinture du même métal ceint ses flancs. A ses poignets et à ses chevilles de lourds bracelets qui font un cliquetis sonore. Sur son cou et sa poitrine une profusion de sequins, de colliers, d'amulettes, de bijoux d'argent et de corail, un chapelet de pièces de monnaie soutenant une ceinture symbolique. On eût dit une madone chargée d'ex-voto.

Elle esquisse d'abord quelques attitudes lascives et inviteuses, prélude du drame charnel qu'elle va simuler. C'est l'appel à l'amant, appel plein d'amoureuses promesses, car déjà, la tête renversée en arrière, les yeux perdus, les lèvres humides, la gorge tendue, les hanches frémissantes, elle s'offre. Puis, voici l'attendu. Elle le reçoit avec transport ; elle le possède avec ivresse ; son ventre tressaille et roule comme une vague ; elle monte de spasme en spasme, s'épuise en caresses éperdues, jusqu'à ce qu'elle tombe épuisée, palpitante encore, le front baigné de sueur.

Comme la danse des bayadères de l'Inde, comme la danse des houris musulmanes, la tarentelle que dansent les petites napolitaines, le flamingo que dansent les gitanes espagnoles, la czardas que dansent les brunes tziganes dans les clairières solitaires, aux lueurs sanglantes du crépuscule, sont des danses provocantes, sensuelles, voluptueuses, de véritables pantomimes de l'amour, dont elles expriment toutes les fureurs et toutes les ivresses.

TABLE DES MATIÈRES

CHAPITRE PREMIER

UN MOT SUR L'OCCULTISME

CHAPITRE II

LES RELIGIONS ET L'AMOUR

CHAPITRE III

L'AMOUR ET LES ANGES

CHAPITRE IV

SATAN ET L'AMOUR

SATANISME ET DÉMONOLATRIE

CHAPITRE V

SATAN ET L'AMOUR

INCUBES ET SUCCUBES

CHAPITRE VI

SATAN ET L'AMOUR

LE SABBAT

CHAPITRE VII

SATAN ET L'AMOUR

LA MESSE NOIRE

CHAPITRE VIII

SATAN ET L'AMOUR

CHAPITRE IX

LES ENVOUTEMENTS

CHAPITRE X

LES PHILTRES ET LES INCANTATIONS EN AMOUR

CHAPITRE XI

L'ART TALISMANIQUE EN AMOUR

CHAPITRE XII

LE LANGAGE DES FLEURS

CHAPITRE XIII

LA DIVINATION EN AMOUR

CHAPITRE XIV

L'ASTROLOGIE ET L'AMOUR

CHAPITRE XV

LES RÊVES ET L'AMOUR

CHAPITRE XVI

LA MUSIQUE ET L'AMOUR

BIBLIOTHÈQUE

DES

PERVERSIONS SEXUELLES

PHYSIOLOGIE — PATHOLOGIE — THÉRAPEUTIQUE

Chaque volume in-18 broché est vendu séparément

I

Docteur HAMMOND

L'IMPUISSANCE SEXUELLE
CHEZ L'HOMME ET LA FEMME

Un vol. in-18 .... **3 fr. 50**

II

Docteur MARTINEAU

LA BLENNORRHAGIE CHEZ LA FEMME

Un vol. in-8 avec 4 fig. .... **3 fr. 50**

III

Docteur MARTINEAU

LA PROSTITUTION CLANDESTINE

Un vol. in-18 (2e édition)................. **3 fr. 50**

IV

Docteur MARTINEAU

DÉFORMATIONS VULVAIRES ET ANALES
Produites par la Masturbation, le Saphisme
la Défloration et la Sodomie

1 vol. in-18 (2e édit. rev. et augment., avec 4 pl. lith.). **3 fr. 50**

V

Docteur POUILLET

ÉTUDE MÉDICO-PHILOSOPHIQUE

Sur les Formes
les Causes, les Signes, les Conséquences et le Traitement

DE

L'ONANISME CHEZ LA FEMME

Un vol. in-18 (7e édition) .... **3 fr. 50**

VI

Docteur POUILLET

ÉTUDE MÉDICO-PSYCHOLOGIQUE

L'ONANISME CHEZ L'HOMME

Un vol. in-18 (3e édition)........................... **3 fr. 50**

VII

Docteur POUILLET

DES ÉCOULEMENTS BLENNORRHAGIQUES

Contagieux, aigus et chroniques de l'homme et de la femme par l'urèthre, la vulve, le vagin et le rectum

Un vol. in-18 (2e édition)........................... **3 fr. 50**

VIII

Docteur LANGLEBERT

LA SYPHILIS

DANS SES RAPPORTS AVEC LE MARIAGE

1 vol. in-18 (2e édition)........................... **3 fr. 50**

IX

Docteur SYLVIUS

VIE, GÉNÉRATION, STÉRILITÉ

Un vol. in-18.. **3 fr. 50**

X

Docteur LAURENT et Paul NAGOUR

L'OCCULTISME ET L'AMOUR

Un vol. in-18.. **3 fr. 50**

Envoi franco *contre mandat postal*

Tours, imp. Deslis Frères, rue Gambetta, 6.

www.ingramcontent.com/pod-product-compliance
Ingram Content Group UK Ltd.
Pitfield, Milton Keynes, MK11 3LW, UK
UKHW021829190726
13853UKWH00003B/1260